Jacqueline Peker

Soignez votre chat par les Médecines Naturelles

Jacqueline Peker

Soignez votre chat par les Médecines Naturelles

Deuxième Édition

Éditions Vie

Imprint
Any brand names and product names mentioned in this book are subject to trademark, brand or patent protection and are trademarks or registered trademarks of their respective holders. The use of brand names, product names, common names, trade names, product descriptions etc. even without a particular marking in this work is in no way to be construed to mean that such names may be regarded as unrestricted in respect of trademark and brand protection legislation and could thus be used by anyone.

Cover image: www.ingimage.com

Publisher:
Éditions Vie
is a trademark of
Dodo Books Indian Ocean Ltd. and OmniScriptum S.R.L publishing group

120 High Road, East Finchley, London, N2 9ED, United Kingdom
Str. Armeneasca 28/1, office 1, Chisinau MD-2012, Republic of Moldova, Europe
Managing Directors: Ieva Konstantinova, Victoria Ursu
info@omniscriptum.com

Printed at: see last page
ISBN: 978-613-9-59757-4

Jacqueline Peker

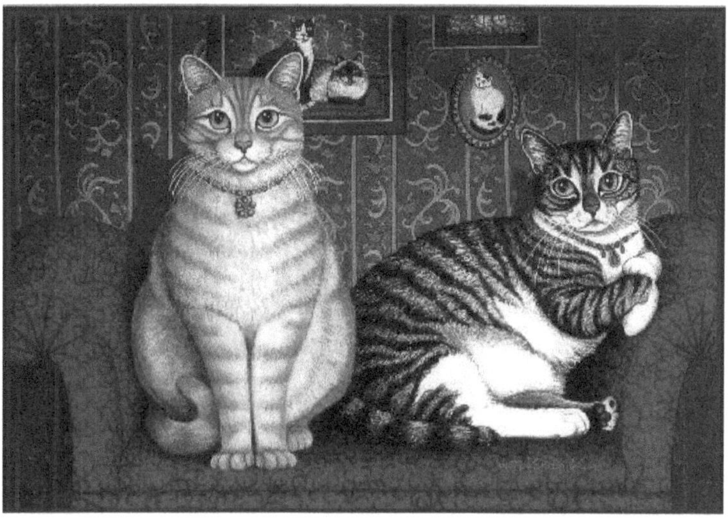

SOIGNEZ VOTRE CHAT
par les
MEDECINES NATURELLES

Ce livre
est pour toi Grand-mère,
qui après le chaos de la guerre a su
retrouver le calme
et le goût de vivre auprès de Porto,
notre chatte noire tant aimée.

Pour…

Sarah, Romarin, Hubert, Gaston, Lisette, Cassidy, Sido, Souris, Cachou, Porto, Titi, Pomponette, Simone, Grisou, Galipette, Bony, Yin- Yang, Mimolette, Nutsy, Dobrinka, Voyou, Sidonie, Gamine, Julie, Filou, Satan, Evening, Flocon, Fleur, Picasso, Camille, Pétronille, Clo-Clo, Ophélie, Chléo, Charly, Praline, Kim, Rhamy, Noiraud, Muscade, Sabrina, Avril, Mido, Ludwig, Myosotis, Calamité, Olaf, Mona, Minouche, Catastrophe, Ficelle, Virgule, Daisy, Sissone, Bigoudi, Foudingue, Willy, Alex, Boogy, Mandou, Macho, Bidule, Freddy, Soisic, Mya, Mia, Surani, Erny, Swann, Zazie, Tango, Quina, Gibus, Léonie, Ming, Réglisse, Vibrato, Vanille, Loutka, Pollux, Golvan, Ory, Berlioz, Franny, Mozart, Gin, Haouï, Rouquin, Piou, Nana, Baghéra, Flore, Petit Lardon, Sacha, Weikuni, Monnette, Minette, Victor, Domino, Miuka, Pamina, Fidji, Agathe, Pompon, Brindille, Anabelle, Chuck, Iris, Pistou, Lola, Rebecca, Michka, Vanda, Frimousse, Jessica, Pussy, Prunelle, Brunette, Prune, Gribouille, Rhubarbe, Renato, Sirius, Benja, Libido, Rama, Zébulon, Pomme, Pussy, Mado...

et tous les autres... dont les noms restent inscrits dans mon cœur.

Les esclaves

Au commencement, Dieu créa le chat à son image. Et, bien entendu, il trouva que c'était bien. Et c'était bien, d'ailleurs. Mais le chat était paresseux. Il ne voulait rien faire.

Alors, plus tard, après quelques millénaires, Dieu créa l'homme. Uniquement dans le but de servir le chat, de lui servir d'esclave jusqu'à la fin des temps. Au chat, il avait donné l'indolence et la lucidité; à l'homme, il donna la névrose, le don du bricolage et la passion du travail. L'homme s'en donna à cœur joie. Au cours des siècles, il édifia toute une civilisation basée sur l'invention, la production et la consommation intensive. Civilisation qui n'avait en réalité qu'un seul but secret: offrir au chat le confort, le gîte et le couvert. <'

C'est dire que l'homme inventa des millions d'objets inutiles, généralement absurdes, tout cela pour produire parallèlement les quelques objets indispensables au bien être du chat: le radiateur, le coussin, le bol, le plat de sciure, le pêcheur breton, le tapis, la moquette, le panier d'osier, et peut-être aussi la radio puisque les chats aiment bien la musique.

Mais de tout cela, les hommes ne savent rien. A leur souhaits. Bénis soient-ils. Et ils croient l'être. Tout est pour le mieux dans le meilleur des mondes des chats.

JACQUES STERNBERG

« Contes glacés » - **Marabout**

Sommaire

Avant-propos

***ou comment deux chats décident de collaborer
à la rédaction d'un livre
destiné à soulager leurs semblables...
par les médecines naturelles.***

Nous sommes nés le 11 septembre 1990 à Paris, d'un père persan chinchilla et d'une mère européenne tigrée.

Le 11 octobre le docteur Peker a fait son choix car nous étions sept frères et sœurs tous gris tigrés... tous identiques... tous déjà bien dégourdis.
Moi, Plock, j'ai décidé de visiter l'appartement, un peu en conquérant, appréciant les murs recouverts de tissu, les fauteuils... et on a dit : « Dans un mois tu seras Plock» et on m'a marqué d'un petit coup d'encre bleue... après avoir vérifié que j'étais bien un garçon.
Moi, Plick, je me suis vautrée contre une enceinte qui diffusait une musique bien jolie... et on a dit: «Voilà une chatte musicienne... dans un mois tu seras Plick »... et on m'a marquée d'un petit coup d'encre rouge... après avoir vérifié que j'étais bien une fille. Et le **11** novembre 1990, nous nous installions dans notre nouvelle demeure et nous découvrions la cuisine pour nos besoins et nos repas, le bureau riche en bibelots et crayons, la chambre au grand lit moelleux... Le soir même, notre première pâtée fut enrichie d'une poudre «homéopathique» destinée à stimuler la croissance.

Une semaine plus tard... première diarrhée... nous avions volé un peu trop de beurre... quelques granules homéopathiques jetés au fond de nos deux petites gorges... une fois... deux fois et quelques heures plus tard nos petits derrières étaient tout secs et on a commencé à comprendre que c'était peut-être bien d'être chat chez un vétérinaire homéopathe.
Les mois ont passé. On a découvert la campagne, flirté avec les oiseaux, grimpé aux arbres. On a soulagé les piqûres d'insectes avec Apis, nettoyé nos petits bobos avec du Calendula, soulagé nos excès de table avec Nux vomica.
Aujourd'hui, les médecines naturelles n'ont plus de secret pour nous.

Aussi, nous avons décidé de rendre service à tous les chats et à tous leurs maîtres et d'écrire, en collaboration avec le docteur Peker, un vrai guide, pour soulager au plus vite et sans danger tous les bobos du quotidien, de la ville et de la campagne, du jour et de la nuit, des jeunes et des vieux, des mâles et des femelles, des chats de race et des chats de rues... En 1990, le docteur Peker avait publié un guide semblable pour le chien. Tous ceux qui l'ont acheté ont dit leur satisfaction. Ils ont créé leur trousse d'urgence et pris l'habitude des granules, des gouttes et des poudres. Ils ont mis dans leur mémoire les noms latins des médicaments homéopathiques et les noms des plantes qui font penser aux vacances. Ils connaissent les propriétés des oligo-éléments et ne quittent plus leur maison sans leur poudre d'argile. Les chiens sont contents et nous, ce que l'on veut, c'est que tous les chats soient mieux protégés et plus vite soulagés.

Pour comprendre une maladie, il faut bien comprendre celui qui en souffre et qui raconte ses maux. On dit que les animaux ne parlent pas - c'est absolument faux... mais bien sûr il faut savoir regarder, sentir, toucher... apprendre le secret des silences.

Les médecines naturelles sont simples, faciles à comprendre, faciles à administrer... efficaces et sans danger et quand on connaît la sensibilité des chats aux médicaments chimiques, on est bien content de pouvoir leur faire confiance.

Beaucoup d'amis ont participé à ce livre: Hubert, Mimolette, Petit Lardon, Sissone, Prudence, Lisa, Sophie, Avril, Gaston, Sarah... et tant d'autres.

On dit qu'en France nous sommes huit millions... et on a du pain sur la planche si on veut informer tout le monde... et nous comptons bien sur vous tous pour nous aider.

Plick et Plock

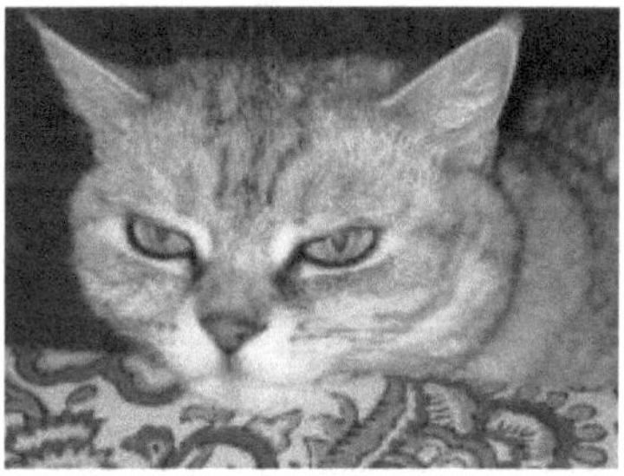

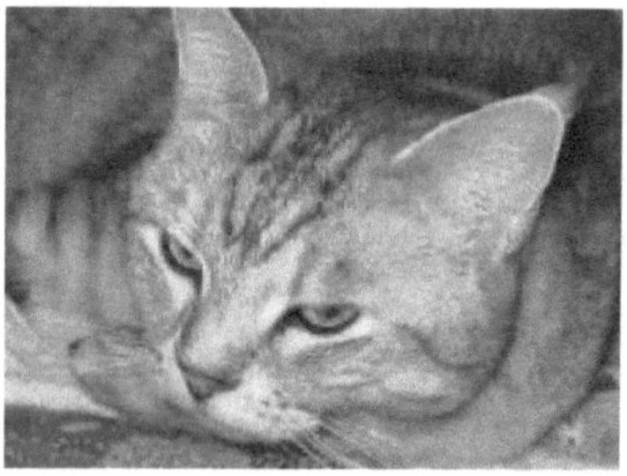

PREFACE

Nous nous sommes mis au travail... notre guide est né. Avant de vous préciser la façon dont il est organisé, définissons en quelques mots les quatre thérapies principales qu'on y propose:

- **l'homéopathie**
- **la phytothérapie**
- **l'oligothérapie**
- **l'argilothérapie**

L'HOMÉOPATHIE

C'est la «médecine des semblables », c'est-à-dire qu'on doit soigner le mal avec le remède qui le provoque - par exemple une piqûre d'abeille est soulagée par le venin d'abeille. Aussi a-t-on parlé d'une médecine du « mal par le mal»ce qui n'est pas tout à fait vrai car les médicaments absorbés sont «dilués» et « dynamisés»et cette technique de fabrication contient sans doute le secret de leur immense pouvoir thérapeutique.

Les médicaments sont présentés en tubes de granules, en doses-globules (chacune équivaut à cinq ou dix granules), en gouttes, en triturations, en poudres, en pommades, en collyres.
Les dilutions vont en général de la teinture mère (TM) ou produit d'origine à la cinquième CH ou neuvième CH (CH est l'abréviation de centésimale hahnemannienne). Un même médicament peut donc être ordonné dans des dilutions différentes selon le but recherché et l'état du malade.

Les basses dilutions, qui vont de la teinture mère à 5 CH, sont réservées aux maladies aiguës et répondent au souci d'agir sur une partie bien précise du corps. Le médicament agit vite... mais un peu «en surface» et on doit le donner souvent (dans les cas graves on le donne parfois toutes les quinze minutes). La cadence des prises est diminuée dès l'amélioration.

Les moyennes dilutions, 7 et 9 CH, sont réservées aux cas plus graves, mais pas tout à fait installés. Les médicaments doivent agir sur les symptômes généraux, la fièvre par exemple, et sur les symptômes locaux tels que douleur ou démangeaison. L'action est plus profonde et la prise se fera matin et soir au début, puis une fois par jour, puis une fois par semaine jusqu'à la guérison complète et aussi pour éviter les rechutes.

Les hautes dilutions, de 12 à 30 CH, sont réservées aux « maladies chroniques» installées depuis longtemps. Le médicament doit agir « partout» et surtout sur le psychisme modifié par la maladie.
Une haute dilution peut être administrée trois ou quatre jours de suite, simplement pour observer la réaction de l'organisme. Si l'appel est entendu on espace les prises mais attention, il ne faut jamais cesser brutalement un tel traitement.
La prescription de ces hautes dilutions qui exige un « interrogatoire» rigoureux reste réservée le plus souvent au vétérinaire homéopathe.

Les basses et moyennes dilutions seront prises dix minutes avant les repas, les hautes dilutions le soir au coucher, en dehors des repas.

Les granules peuvent être déposés directement dans la bouche ou mélangés à un mets agréable: fromage blanc, beurre, viande... ou dilués dans un peu de lait ou d'eau.

Pour les chats plus difficiles, la forme poudre restera la plus facilement admise surtout si le traitement doit être long.

Certains animaux reçoivent chaque jour des médicaments allopathiques, par exemple contre le diabète ou l'épilepsie, qui ne doivent pas être abandonnés. Simplement, pour éviter le mélange, quelques heures devront séparer les prises. La quantité à administrer est toujours la même quelle que soit la race: deux ou trois granules, deux, trois, quatre fois ou plus par jour, cinq à dix gouttes, une mesure de poudre, une dose-globule ou 5 granules... comme pour une souris, comme pour un homme, comme pour un éléphant... car en homéopathie, médecine de l'infinitésimal - ce n'est pas la quantité qui importe mais l'impact du remède dilué et dynamisé, qui libère une énergie dans le corps du malade et lui permet, alors, de chasser son mal.

La durée du traitement est fonction de la maladie et de ses manifestations. Dans les accidents et les troubles subits il faut agir vite et donner le bon remède souvent, mais diminuer la cadence dès l'amélioration.

Ainsi Nestor qui avale le foie gras vomit:
. Antimonium crudum 5 CH : trois granules, une fois, deux fois, trois fois... ouf je vais mieux... allez encore une ou deux fois et c'est fini.

Dans les cas installés, quand on a trouvé le remède qui progressivement rétablit la santé, il faut l'administrer jusqu'à la guérison complète et souvent quelques semaines de plus pour éviter les récidives.

Dans les maladies qui ont entraîné des troubles du psychisme il faut poursuivre le traitement pendant plusieurs mois. Un organisme privé de son remède se déséquilibre, s'affaiblit et une nouvelle atteinte peut alors s'installer.

LA PHYTOTHÉRAPIE

C'est la médecine par les plantes, vieille comme l'humanité elle-même. Son efficacité tient compte de l'emploi des diverses parties actives du végétal - racines, tiges, fleurs, bourgeons, écorce, etc. - et du bon respect des règles de récolte et de conservation.

La phytothérapie «classique» est présentée sous forme de tisanes, de décoctions, de pommades, de gélules ou de gouttes.
Un chat peut être habitué très jeune aux prises de tisanes et de décoctions. On peut aussi « mouiller» sa pâtée avec ces tisanes bénéfiques qui enchantent nos soirées: sauge, romarin, maïs, feuilles de noyer... verveine, reine des prés...

La *gemmothérapie,* ou phytothérapie rénovée, propose, elle, des macérats (ID) ou des teintures mères (TM) des parties jeunes de la plante (bourgeons, sève, etc.). Les gélules offertes aux chats ne sont pas toujours bien acceptées. Il suffit parfois de les mélanger avec un peu de lait concentré sucré ou de Viandox.

L'OLIGOTHÉRAPIE

Elle est basée sur le fait que la bonne santé dépend du bon équilibre minéral de l'organisme. Cet équilibre est assuré par des éléments minéraux en très petite quantité qu'on appelle des oligo-éléments.
Toute carence ou insuffisance entraîne un symptôme qui est, pour le thérapeute, une « lampe témoin ».

Les traitements par oligo-éléments sont le plus souvent complémentaires des traitements homéopathiques ou phytothérapiques. Mais certains d'entre eux, administrés en cures deux ou trois fois par an, sauront stimuler les réactions de défense de l'organisme... et en cette fin troublée du XXe siècle, le chat en a bien besoin. En pharmacie on trouve ces oligo-éléments simples ou associés, en flacons doseurs ou en ampoules buvables.

Les chats connaissent bien l'association Cuivre-Or-Argent et la petite dose mélangée avec un peu d'eau ou de lait est toujours bien acceptée.

L'ARGILOTHÉRAPIE

Elle aussi est pratiquée depuis des siècles..., et d'abord par les animaux, qui savaient cicatriser leurs plaies en se roulant dans les boues argileuses. Ainsi, les hommes découvrirent-ils le pouvoir merveilleux de cette substance naturelle qui draine le mal et entrave la formation des agents pathogènes.

L'argile vendue dans le commerce, verte blanche où jaune, selon le sol où on la recueille, peut être présentée en poudre, en morceaux ou en pâte. Elle est utilisable par voie interne ou externe. Chez le chat on utilise la voie externe pour toutes les plaies douteuses.

Pour éviter les pansements, le mieux est d'utiliser la pâte vendue en tube. Dans les eczémas dus aux puces on peut utiliser la poudre en faisant bien pénétrer dans le poil. La voie interne peut être bénéfique dans les diarrhées chroniques. On donne à boire de l'eau argileuse ou on ajoute un peu de poudre à la pâtée.

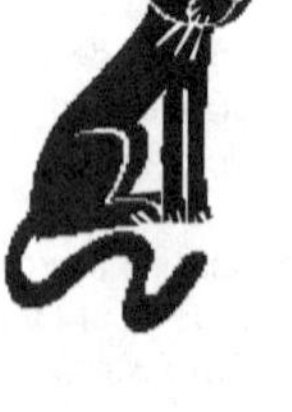

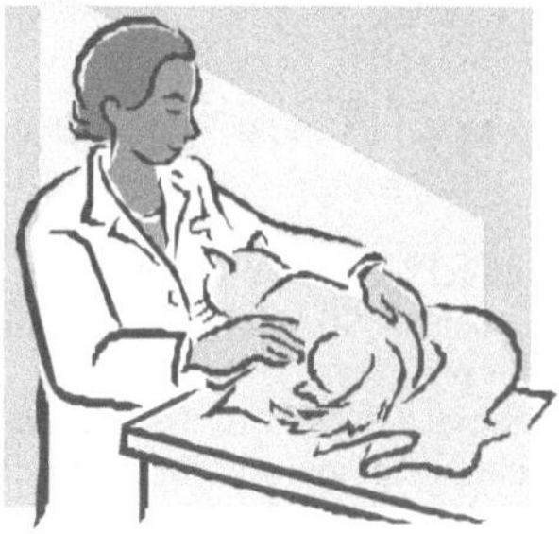

Nous allons vous expliquer « comment utiliser ce guide» puis nous examinerons les situations les plus couramment rencontrées de A à Z, et enfin nous composerons une «trousse de santé ».

« Ceux qui veulent en savoir plus» trouveront à la fin de ce livre une explication un peu plus précise sur les médecines naturelles et quelques renseignements indispensables quand on vit avec des chats.

Nous savons combien la santé de votre chat vous tient à cœur et combien il est facile de perdre la tête au plus petit bobo... Si ce guide vous aide et vous rassure... notre but sera atteint.

Comment utiliser ce guide

Les médecines naturelles peuvent résoudre presque tous les « petits problèmes quotidiens» de votre chat.
L'important c'est de bien observer ce qui ne va pas et où cela ne va pas...

Ainsi quand Avril refuse de manger : a-t-elle mal aux dents, à la gorge, au ventre... est-elle triste ou déprimée, ou bêtement constipée? La veille elle a mangé de la mousse de marron... Vous cherchez «manque d'appétit» par excès de table alors:
. Nux vomica 5 CH en bonne place dans la trousse de santé semble bien indiquée, trois granules quatre fois par jour pendant deux jours... tout rentre dans l'ordre...

Au-dessous de l'œil il y a une petite enflure... Avril ne veut pas ouvrir la bouche qui sent très mauvais.
Vous cherchez « abcès dentaire» :
. Belladonna 5 CH quatre fois pendant vingt-quatre heures.

Tout va bien mais un mince filet de salive coule :
. Mercurius Solubilis 5 CH.

L'appétit revient... mais le vétérinaire vous précisera s'il convient d'arracher ou non la dent malade.

La vie avec un chat est une longue leçon d'observation. Il faut comprendre ce qui ne va pas, savoir si on peut le soulager au plus vite, et surtout ne jamais perdre la tête.

Dans la trousse de santé figurent les médicaments d'urgence - sinon les pharmaciens possèdent maintenant en stock la presque totalité des médicaments homéopathiques. Choisissez la dilution 4 ou 5 CH et, en fonction de la gravité des symptômes, donnez trois granules aussi souvent que possible et espacez les prises de granules suivant l'amélioration.

Si le chat refuse d'ouvrir la bouche, faites fondre dix ou quinze granules dans un peu d'eau minérale et donnez quelques gouttes de ce mélange toutes les demi-heures.

Les médicaments homéopathiques de votre chat sont les mêmes que les vôtres.... vous verrez, vous composerez une trousse de santé pour toute la famille.

Pour l'argile et les oligo-éléments vous n'aurez aucune préparation à faire. Par contre, il est préférable d'acheter les plantes sèches dans une bonne herboristerie et de préparer les tisanes en fonction des besoins.

Ayez confiance en vous. Vous pouvez parfaitement venir à bout de l'immense majorité des ennuis qui surgissent dans la vie quotidienne de votre chat.

Ayez confiance en lui: il est beaucoup plus solide que vous le pensez, surtout s'il est bien nourri... et quand il se terre sous une commode en geignant et en vous jetant un regard pathétique... attention: il fait peut-être, comme ses frères humains, un peu de « cinéma ».

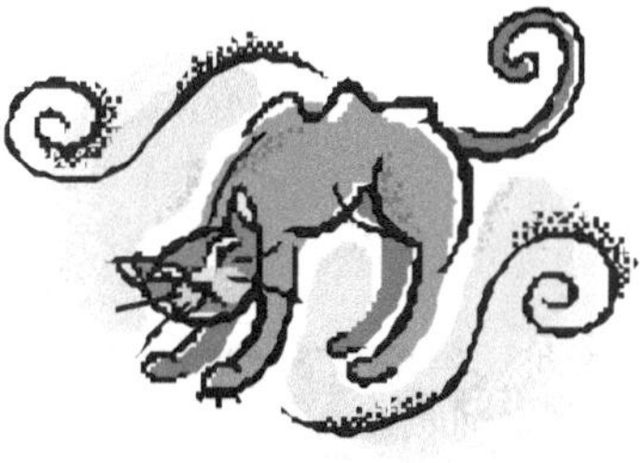

Les PROBLÈMES de A à Z

ABATTEMENT

Très oiseaux les oiseaux sont très sûrs d'être oiseaux
L'écureuil sait très bien son métier d'écureuil
Les chevaux dans leur peau de cheval sont chevaux
Le lézard sait par cœur l'art de vivre en lézard
La fourrure du chat tient le chat tout entier
Le renard est renard tout le long de la nuit
Le poisson est dans l'eau comme un poisson dans l'eau
Mais moi je m'évapore et me perds et me trouve et ne suis jamais sûr d'être ce que je suis.

Merci Claude Roy pour ce bestiaire des animaux à l'aise dans leur peau... car un chat abattu semble vraiment bien mal dans ses poils.
Cet état d'abattement qui porte le joli nom scientifique *de « **adynamisme** »* peut provenir aussi bien des suites d'une intervention chirurgicale, d'un accident, d'un chagrin, d'une contrariété, des années qui s'accumulent.

Suite de maladie, intervention chirurgicale ou accident :

- **Arnica 5 ou 9 CH**, trois granules deux ou trois fois par jour,
- **Kali phosphoricum 5 CH**, trois granules matin et soir.

Suite de chagrin, de souci, de contrariété...

(qui peut comprendre que la disparition d'un être cher, un séjour d'un mois dans une cage, la vie enfermé seul toute une journée dans un studio... peut nous abattre et le physique et le moral ?) :

- **Arnica 9 CH**, trois granules au coucher,
- **Staphysagria 9 CH**, trois granules au réveil jusqu'au retour de la forme.

Vieillesse :

- **Baryta carbonica 9 CH**, cinq granules
  deux soirs par semaine
- **Selenium 5 CH**, trois granules le matin, sans oublier la levure de bière.

Les oligo-éléments **Cuivre-Or-Argent**, en cures de six semaines deux fois par an, évitent souvent les pertes de forme dues aux changements de saison.

ABCÈS

Très fréquents chez le chat qui partage sa vie entre jardin et appartement, qui peut se battre avec les voisins, ou marcher sur des épines, des morceaux de verre ou de ferraille.
Tout abcès se caractérise par rougeur, chaleur et douleur, le tout aboutissant à une enflure qui éclate ou se résorbe selon les cas. La plaie n'est pas toujours visible, enfouie entre les poils, ou entre les coussinets; c'est le comportement de l'animal qui va attirer votre attention. Le chat qui a mal se cache pour lécher la partie douloureuse et son abattement peut manifester une fièvre anormalement élevée.

Traitement standard de tous les abcès

Dès qu'apparaissent les symptômes caractéristiques de la maladie

(tuméfaction, chaleur, rougeur et douleur) :

- **Belladonna 5 ou 7 CH**, trois granules toutes les deux heures jusqu'à amélioration des troubles.

Pour soulager localement la douleur :

On appliquera des compresses de Calendula TM ou d'eau argileuse épaisse.

Pour permettre à l'abcès de s'ouvrir (il faut donc que l'abcès soit très visible) :

- **Hépar sulfur 5 CH**, trois granules matin et soir.

Dès que l'abcès a éclaté :

- **Silicea 9 CH**, une dose-globule ou cinq granules, pour permettre au pus de s'écouler.

Dans les abcès importants, on peut renouveler la prise deux ou trois jours de suite sans oublier de nettoyer la plaie avec du **Calendula TM**. Si l'abcès se résorbe au lieu d'éclater, Silicea est inutile.

Pour hâter la cicatrisation de la plaie quand toute suppuration a disparu :

- **Calcarea sulfurica 5 CH**, trois granules matin et soir pendant cinq ou six jours.

Traitement des abcès localisés

Abcès au niveau de l'anus :

On applique le traitement standard.

Abcès après une bagarre:

On applique le traitement standard mais si l'œdème est important on ajoute **Apis 5 CH**, trois granules matin et soir pendant deux jours.

Abcès dentaires:

Ils prennent souvent naissance dans les racines, au niveau des molaires ou des canines. Juste sous l'œil, une grosse enflure apparaît, chaude et douloureuse. Le chat salive et cherche à se gratter en frottant son museau par terre ou sur le mur. On donne immédiatement :

- **Belladonna 4 ou 5 CH**, trois granules toutes les deux heures.

Si l'amélioration ne survient pas après vingt-quatre heures de traitement, il est indispensable de contacter le vétérinaire praticien.

Si le chat salive abondamment, donner:

- **Mercurius solubilis 5 CH**, trois granules matin et soir.

Voir aussi le chapitre *Bouche*.

Abcès au niveau des mamelles, quand les chattes nourrissent leurs bébés gloutons :

- Traitement standard et localement une pommade au Calendula qui n'est pas toxique pour les chatons.

Abcès au niveau de la cicatrice d'une intervention chirurgicale

Ils sont dus au fait qu'un fil se résorbe mal :

- Traitement standard et un traitement local avec de l'argile-pâte.

ACCIDENTS

Le chat est l'animal le plus adroit et le plus souple du monde... mais l'homme qui s'entête à tout prouver lui a permis de vivre sur les immeubles de dix étages, de se balader dans des petites routes de campagne où circulent des tracteurs géants, de poser ses tendres coussinets sur des plaques électriques bouillantes. Bien sûr, il reste souple et adroit mais comment éviter l'accident et tout ce qu'il entraîne: la fracture. la plaie, la brûlure...

Une seule règle: ne pas perdre de temps. Ou bien c'est grave et vous vous précipitez chez le vétérinaire, en évitant de trop manipuler l'accidenté (le mieux est de le déposer dans un grand panier recouvert d'une couverture épaisse), ou bien cela semble simplement douloureux et vous faites appel à l'homéopathie. La surveillance, pendant trois ou quatre jours, est très importante car un accident, sans lésion externe apparente, peut provoquer des lésions internes graves. Les selles et les urines ne doivent pas contenir de sang. Après une chute importante, il faut toujours ouvrir la bouche de l'accidenté et vérifier que le palais ne s'est pas fendu - et qu'aucune dent n'est cassée.

Dans tous les accidents, Arnica est le médicament idéal. Plus vite il sera administré, mieux il agira:

- **Arnica 9 CH ou 7 CH ou 5 CH** : trois granules toutes les dix minutes.

Quand la forme revient, la douleur diminuant, on espace les prises : trois granules toutes les deux heures, puis trois granules matin et soir pendant trois jours.

La trousse de santé doit comporter un tube de chaque dilution

Si le coup a porté sur un os, la douleur est très vive, même en l'absence de toute fracture:

- On donne alternativement **Arnica 9 CH** et **Ruta 5 CH** toutes les quinze minutes et on applique sur la région douloureuse des compresses de **Ruta TM** (20 ou 30 gouttes dans un peu d'eau glacée).

En cas de fracture:

Seul le vétérinaire peut intervenir, mais pour soulager la douleur (soit après la pose d'un plâtre, soit après réparation chirurgicale) on peut donner:

- **Arnica 9 CH** et **Symphytum 4 CH**, trois granules matin et soir,
- **Calcarea Phosphorica 9 CH**, trois granules au coucher, favorise la formation du calcium. On le donnera pendant au moins un mois.

Si le traumatisme entraîne un œdème important, on associe :

- **Arnica 9 CH** et **Apis 9 CH**, trois granules de chaque, trois fois par jour, en alternance.

Dans le cas d'un coup sur l'œil, produit par une balle perdue ou une pierre, ou un balai tenu par des mains agressives :

- Des compresses d'eau froide additionnée de quelques gouttes de **Calendula TM** et **Arnica 9 CH** viendront rapidement à bout de la douleur.

Si l'on constate une hémorragie sous la membrane conjonctivale, on ajoutera

- **China 5 CH**
- **Hamamelis 5 CH**, trois granules de chaque, trois fois par jour, en alternance.

S'il s'agit d'une blessure provenant d'un morceau de verre, d'un fil de fer, d'une pierre, d'un objet métallique tenu par une main malveillante :

- **Calendula TM** désinfecte immédiatement tandis que
- **Arnica 9 CH** et
- **Hypericum 5 CH** soulagent la douleur.

Si l'hémorragie persiste, et en attendant la décision du vétérinaire, donnez

- **China 5 CH** et **Millefolium 5 CH**, trois granules de chaque, en alternance, toutes les demi-heures

Dents cassées :

Voir *Dents.*

Les morsures de serpents sont fréquentes en été, dans des terrains très particuliers. Il faut au plus vite contacter un vétérinaire et poser sur la morsure une compresse imbibée de Calendula TM.
Après le traitement d'urgence et pour éviter l'installation d'une fragilité sanguine on donnera :

- **Vipera 5 CH**, trois granules matin et soir pendant trois semaines.

Votre vétérinaire homéopathe devra être informé de cet accident.

Si l'accidenté a bon caractère, on pourra appliquer sur les régions douloureuses des cataplasmes d'argile froide.

ACCOUCHEMENT

Une chatte peut être couverte dès ses premières chaleurs... alors attention aux fenêtres ouvertes, aux fins de semaine à la campagne... et si vous-même n'avez pas tout compris, il y aura toujours quelque part un matou en mal d'amour. Le secret est gardé longtemps, pourtant la gourgandine grossit, a bon appétit et le tour des tétons est un peu gonflé. Une échographie peut révéler la faute dès la troisième semaine et au 45e jour, à la radio, on peut voir le squelette des chatons

Plus la femelle est jeune, plus il faut aider son organisme à supporter cet état de gestation.

L'alimentation sera riche mais peu encombrante. Il convient alors de la vermifuger mais d'éviter les vaccins vivants et les médicaments chimiques.

Certains «complexes homéopathiques» du commerce permettent une bonne fixation du calcium.

Une chatte porte en moyenne de 57 à 64 jours, avec des variations selon la race et l'individu, de plus ou moins cinq jours. Un accouchement peut se préparer « homéopathiquement».

Pour éviter la peur de l'accouchement, qui se produit parfois chez des chattes très jeunes ou très timides:

- **Actea racemosa 9 CH**, une dose-globule ou dix granules, deux ou trois jours avant la date prévue.

Pour éviter la fatigue physique, surtout si la femelle est très grosse et risque d'avoir de nombreux bébés :

- **Arnica 9 CH**, trois granules matin et soir, pendant la semaine précédant la date théorique.

Le moment venu, la chatte des villes ou des champs choisit un coin favorable, isolé, au calme et au chaud... la température rectale descend vers 36,5 °-37 °C. L'accouchement est rapide... un bébé toutes les dix minutes... mais quelques accidents peuvent survenir.

Si les contractions cessent:

- **Caulophyllum 5 CH**, trois granules toutes les dix minutes.

Chez les femelles de race, coutumières du fait, on doit avoir à portée de main :

- **Hypophyse 3 CH** et donner alors trois granules, deux ou trois fois de suite, à dix minutes d'intervalle.

Pour diminuer les douleurs et régulariser les contractions chez les chattes grandes nerveuses et peureuses :

- **Actea racemosa 5 CH**, trois granules toutes les dix minutes.

En cas d'hémorragie:

- **Sabina 5 CH** et
- **China 5 CH**, trois granules toutes les dix minutes, en alternance.

Après l'accouchement

Pour compenser les pertes de liquide et détendre les muscles :

- **China 9 CH**, trois granules matin et soir pendant trois jours,
- **Arnica 9 CH**, trois granules le midi pendant une semaine.

Si la température dépasse 39° C et que la maman semble abattue:

- **Pyrogenium 7 CH**, trois granules toutes les deux heures.

Si après trois ou quatre prises elle n'est pas redescendue à 38° C, il faut consulter au plus vite un vétérinaire

Si la chatte a peu de lait, on peut faire préparer une composition par un pharmacien:

- **Ricinus 5 CH**)
- **Urtica urens 5 CH)**) 30 ml
- **Agnus castus 5 CH**)

et on donne cinq gouttes du mélange, quatre ou cinq fois par jour.

On est parfois obligé de supprimer les chatons mais les mamelles de la maman restent gorgées de lait, il faudra donner:

- **Lac felinum 15 CH**, trois granules le matin,
- **Calcarea carbonica 15 CH**, trois granules le soir

et masser les mamelles avec une pommade au **Calendula** - ou de l'eau argileuse - et continuer les soins jusqu'à résorption du lait.

Attention, les chaleurs peuvent revenir quatre à six semaines après l'accouchement, avant même que les chatons soient sevrés.

AGRESSIVITÉ

Qu'est-ce qu'un chat agressif ?

Question difficile qui implique une réponse nuancée, d'autant plus qu'il y a bien des sortes d'agressivité... autant que d'individus. Comment ne seraient-ils pas «agressifs» ces chats tigrés, blancs, noirs, roux, abandonnés adultes au coin d'un bois par des maîtres indignes ou, abandonnés chatons, devant les portes des hommes par des mères épuisées par la faim et les rebuffades?

Et qui est agressif ?

Celui qui refuse les caresses, envoie un coup de griffe sans raison apparente, se cache sous un meuble pour mieux agripper les jambes qui passent à sa portée. Celui qui mord ou celui qui vous foudroie du regard ?

L'homéopathie ne peut pas mener Lisa ou Bébert à devenir doux comme des agneaux, mais elle permet d'approcher les causes de ce trouble du comportement et donc de les combattre une à une. Il faut bien observer un chat agressif, sa personnalité, ses attitudes, son mental, ce qui ne va pas au plan physique. Il faut chercher à connaître le maximum d'événements sur son passé et il ne faut pas oublier de nous observer nous-mêmes. On ne peut rien imposer à un chat, «Je vis chez mon chat », disait Jean Cocteau.
Avec un chaton trouvé dans la rue, qui a déjà tant souffert et qui a appris à mépriser l'homme, il faut redoubler de patience, aimer sans rien recevoir, parler mais se heurter au silence, avancer la main vers le vide... jusqu'à la grande compréhension.

Les médicaments homéopathiques sont parfois bien adaptés au portrait du chat agressif. A vous de bien observer et d'essayer le traitement. On donne cinq granules deux soirs par semaine pendant six semaines. Si une amélioration se présente, on poursuivra le traitement pendant plusieurs mois en donnant huit granules un soir par semaine.

- **Abrotanum 9 CH** - convient au chaton maigre, bien que boulimique, qui aime jouer et s'agiter et qui mord dès qu'on le touche. L'agressivité semble s'aggraver la nuit, dans le silence.
- **Belladonna 9 CH** - convient au chat qui ne supporte pas d'être contrarié, qui a peur du moindre bruit et qui alors se cache pour sauter sur tout ce qui arrive à portée de ses dents.
- **Borax 9 CH** - convient au chat dont l'agressivité semble avoir été provoquée par une grande peur (abandon, chute, coups). Il se cache au moindre bruit. Il mange vite, se retourne pour surveiller s'il est seul... et, le ventre trop plein, court se cacher sous un meuble.

- **Cantharis 9 CH** - l'agressivité est consécutive à une excitation sexuelle. Le mâle tourne en rond et mord tout ce qui bouge. La femelle hurle et griffe, avec aggravation à la nuit tombante. Les crises sont parfois précédées de démangeaisons intenses. Le poil devient terne et recouvert de pellicules.

- **et 9 CH** - le chat est surtout agressif vis-à-vis des étrangers. Il reste tendre vis-à-vis de ses maîtres dont les bras amènent le ronron.

- **Hyosciamus 9 CH** - l'agressivité semble avoir été provoquée par la jalousie: (arrivée d'un bébé, d'un étranger, d'un autre animal)... pas facile de partager quand on est chat.

- **Iodum 9 CH** - le chat est un grand nerveux, maigre malgré un appétit d'ogre. Des désordres intestinaux chroniques - alternance de constipation et de diarrhées - peuvent faire penser à un dérèglement de la glande thyroïde.

- **Lycopodium 9 CH** - c'est l'agressivité du chat âgé dont le foie et les reins fonctionnent mal. L'agressif est un anxieux, qui mord quand un bruit ou une main le réveillent, qui craint la solitude. C'est un affamé, vite rassasié et dont il faut changer le menu chaque jour. Son haleine est fétide d'autant plus qu'il ne fait ses selles que tous les deux ou trois jours.

- **Nux vomica 9 CH** - C'est un agressif gros mangeur, intolérant, jaloux, toujours en mouvement sauf après les repas. Le mâle castré continue à manifester ses appétits sexuels sur les fauteuils et la femelle castrée hurle ses désirs aux changements de lune. L'agressif redoute le bruit et les odeurs inhabituelles. Il est souvent constipé.

- **Stramonium 9 CH** - C'est un agité. L'agressivité est précédée de spasmes qui agitent tout le corps - et aboutit à de véritables crises d'hystérie - (surtout chez le vétérinaire quand on veut le sortir de son panier). Les yeux sont comme révulsés. Il cherche à fuir, se cognant même contre les murs, comme halluciné.

- **Sulfur 9 CH** - Le chat est vite agressif mais vite calmé... après les crises il va manger puis s'endort... d'un œil pourtant. Il aime tout mais surtout ce qui est sucré. Les crises sont souvent en relation avec des problèmes cutanés : démangeaisons, dues aux puces ou à un excès de viande, avec des petites croûtes qui donnent un poil terne et malodorant. C'est un chat qui déteste l'eau.

Certes, il y a bien d'autres médicaments et il faut un interrogatoire rigoureux pour les prescrire... Mais si déjà ceux que je viens de citer améliorent le comportement du « méchant », l'équilibre de la cellule familiale sera vite au beau fixe.

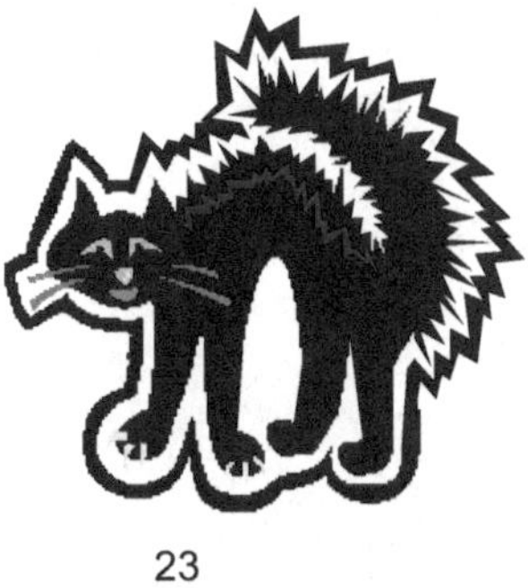

ALIMENTATION

Plick et Plock se sont installés dans mon appartement à l'âge de deux mois. Je n'ai pas, la première semaine, changé leurs habitudes. J'ai donc laissé à disposition des boîtes spéciales chatons, un peu de lait de chatte reconstitué et des croquettes premier âge.

Après une semaine, j'ai ajouté un peu de viande crue hachée, ou du blanc de poulet cuit coupé très fin, un peu de gruyère râpé.

A six mois je les ai passés à deux repas par jour, matin et soir. Leur menu comporte viande blanche ou rouge, légumes (endives cuites, courgettes, haricots verts) et des croquettes. Parfois, à leur grande joie, je donne une demi-boîte. Ils mangent quand bon leur semble, mais l'été je surveille la fraîcheur de leur nourriture.

Ni l'un ni l'autre n'aime le poisson. Plock adore les comprimés de levure de bière, je lui en donne deux le matin. Plick préfère la crème qui recouvre certains fromages blancs. Le soir, quand nous dînons ensemble, un petit morceau de fromage ou de beurre les ravit.

Certes, le chat est un gastronome et il est préférable de lui donner ce qu'il aime. Aussi, je n'hésite pas, le dimanche, à battre un jaune d'œuf, à ajouter un peu de confiture à leur fromage blanc, à distribuer un peu de jambon, à remplacer la viande de tous les jours par une petite tranche de gigot, de rosbeef, ou un morceau de lapin... Il faut savoir gâter mais aussi surveiller la quantité et la qualité des repas quotidiens. «Trop » est souvent plus dangereux que « pas assez » et si le chat a faim, quelques croquettes de bonne qualité lui permettront d'attendre son repas.
Laissez toujours de l'eau fraîche (et pourquoi pas de l'eau minérale) à sa disposition.
Ne jamais changer brusquement de régime... même au moment des vacances. Habituez-le à autre chose - progressivement.

Ce qui est bon :

- Tous les légumes verts cuits à la vapeur ou dans un bouillon de viande.
- Les céréales.
- Les poissons maigres et sans arrêtes, bien cuits au court bouillon.
- La viande de bœuf et de mouton crue, grillée ou ébouillantée.
- Les viandes blanches cuites : poulet, dindonneau, veau, lapin.
- Les graisses : beurre frais, huile de maïs, de tournesol, d'olive.
- Un jaune d'œuf mollet, une fois par semaine, pour sa vitamine A.
- Les laitages: crème de gruyère, gruyère râpé, yaourt, fromage blanc (*attention, beaucoup de chats ne supportent pas le lait).*
- La levure de bière riche en vitamine B.

Ce qui est interdit :

- Les restes de table trop épicés.
- Les pommes de terre.
- Les os, surtout les petits.
- Les abats en excès.
- Le porc cru.
- Le lait de vache.
- Le chocolat.

Ne pas donner ce qui sort du réfrigérateur... mais ne pas donner trop chaud.

Apprenez à connaître votre chat et à savoir ce qu'il aime et qui est bon pour lui... et quand vous achetez une boîte ou des croquettes, lisez bien leur composition.

Évitez les produits qui contiennent trop de végétaux, de sous-produits d'origine végétale, de soja...

Les acides aminés qui constituent les protéines, et tout particulièrement la taurine sont indispensables... cherchez bien ce nom sur les étiquettes... car toute carence entraîne des troubles graves, et retenez cette phrase du docteur Gagnon :

« Je t'aime, donc je te nourris
Je te nourris, donc je t'aime ».

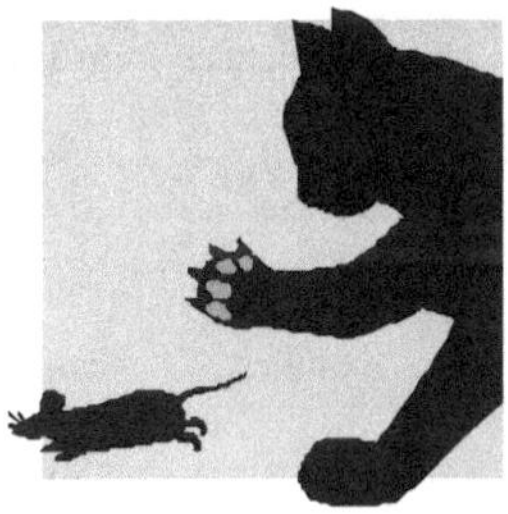

ALLAITEMENT

Le 11 septembre 1990, Cachou a mis au monde sept chatons. Toute la progéniture piaille, s'agite, s'agrippe à son mamelon gorgé de lait. La mère s'épuise et quelques biberons, par-ci par-là, permettent à tous de grossir et d'attendre le moment du sevrage, autour de la quatrième semaine. A deux mois, les chatons partiront vers leur nouveau foyer, et ainsi Plick et Plock deviennent Peker le 11 novembre 1990.

La période d'allaitement n'est pas toujours facile et, souvent, il faut faire appel à des remèdes homéopathiques pour aider la mère.

Les mamelles sont douloureuses :

- **Arnica 5 CH,**
- **et 5 CH**, trois granules de chaque, deux fois par jour, en alternance, jusqu'à amélioration.

Les mamelons sont blessés par des bébés voraces :

- **Hypericum 5 CH**, trois granules trois fois par jour,
- **Pommade au Calendula** ou eau argileuse jusqu'à amélioration.

La maman n'a pas assez de lait:

- **Calcarea carbonica 5 CH,**
- **Ricinus 5 CH,**
- **Urtica urens 5 CH**, trois granules de chaque, deux fois par jour, jusqu'à amélioration

Pour les chattes de race, grandes reproductrices, mais coutumières du fait, on peut faire préparer des gouttes contenant ces trois produits et donner cinq gouttes du mélange trois ou quatre fois par jour. On peut en profiter pour ajouter **Agnus castus 5 CH**, grand médicament des troubles de la lactation.
Si, pendant l'allaitement l'appétit est diminué, ajouter quelques gouttes d'**Alfalfa TM** et d'**Avena sativa TM** à la pâtée.

En cas de crises d'éclampsie:

Ces crises apparaissent vers la troisième semaine chez les chattes qui ont beaucoup de lait et, donc, perdent beaucoup de calcium. La température est élevée, la respiration rapide et difficile. La malade tremble et titube quand elle veut marcher. Une piqûre de calcium peut alors être indispensable mais en attendant il faut donner:

- **Calcarea phosphorica 5 CH,**
- **Belladonna 9 CH,**
- **Curare 9 CH**, trois granules en alternance toutes les quinze minutes.

Si la femelle n'allaite pas :

Il arrive bien souvent qu'une chatte non encore stérilisée mette au monde des bébés « de père inconnu». Les parents à deux pattes qui ne veulent pas s'encombrer de ces petits bâtards s'en débarrassent dès la naissance... mais le lait est là et les mamelles sont chaudes, douloureuses. L'indigne souffre et il faut l'aider:

- **Calcarea carbonica 9 CH ou 15 CH**
- **Lac felinum 9 CH**, trois granules de chaque, deux fois par jour, jusqu'au retour à la normale.

Les compresses de Calendula TM soulageront l'inflammation.

ALLERGIES

Le XXe siècle sera celui des allergies et nous, les chats, serons les premiers à en souffrir. Les uns se gratteront, subissant l'attaque des parasites et de tous les acariens ressuscités ; les autres éternueront ou étoufferont, subissant l'agression des pollens et des poussières ; les autres sombreront de désordres intestinaux en désordres intestinaux, subissant le cercle infernal des allergies alimentaires. ..

Quel bel avenir nous réservent les deux pattes...! Puissent les médecines naturelles nous aider à vaincre le mal.

Quelques médicaments homéopathiques permettent de soulager vite. Mais ils agissent sur les effets, donc à court terme, et les causes profondes devront toujours être recherchées afin d'établir un traitement individuel.

En cas de démangeaisons dues aux parasites externes : puces, aoûtats, acariens de toutes sortes:

- **Apis 7 CH**, trois granules, quatre ou cinq fois par jour,
- **Ledum palustre 5 CH**, trois granules matin et soir.

Pour les autres gratouilles dites « sans cause apparente» :

- **Dolichos pruriens 5 CH**, si la peau est rouge et si le chat présente en même temps des troubles hépato-rénaux.

- **Urtica urens 5 CH** si la peau est parsemée de petits points rouges. Le chat souvent cherche à mordre sa queue.

- **Fagopyrum 5 CH**, les démangeaisons sont si vives que le malade s'arrache les poils.

- **Berberis 5 CH**, le poil est terne et recouvert de fines pellicules. Le chat a présenté parfois des troubles urinaires ou des désordres rénaux.

Pour calmer les éternuements :

- **Allium cepa 5 CH**, trois granules toutes les demi-heures jusqu'à amélioration,

- **Euphrasia 5 CH**, trois granules matin et soir si les yeux et le nez « coulent ».

Pour renforcer les réactions de défense des allergiques, on peut donner :

- **Histaminum 9 CH ou 15 CH**, huit granules deux soirs par semaine pendant six semaines, au début du printemps et en automne,

- **Cuivre-Or-Argent**, une mesure deux matins par semaine, pendant six semaines.

Pour obtenir un soulagement durable :

Le vétérinaire homéopathe, pour lutter contre la cause elle-même, peut prescrire un isothérapique. C'est un médicament homéopathique préparé à partir de pollen, de poussière, de plumes, de plantes vertes... l'allergène lui-même, dilué et dynamisé... le mal par le mal, en quelque sorte.

Cet isothérapique présenté en granules sera prescrit chaque jour ou une ou deux fois par semaine, selon la dilution. Dans les allergies trop rebelles, on peut même donner un isothérapique préparé à partir de l'urine du malade... les secrets des médecines naturelles !
Les isothérapiques sont interdits en médecine humaine, et votre vétérinaire devra bien préciser sur son ordonnance, que ce médicament est destiné à un chat. Ainsi, sont les caprices des pouvoirs publics...

Il ne faut pas négliger les soins locaux :

- Poudrer largement les régions qui démangent avec de l'argile verte,
- Frotter avec une compresse imbibée de Calendula TM, de vinaigre de cidre ou de jus de cerfeuil cru,
- Et, en l'absence de tous ces produits, frictionner la peau avec un oignon cru coupé en deux.

AMAIGRISSEMENT

Un chat qui suit un régime alimentaire bien adapté à son âge, son poids, sa façon de vivre, ne doit pas maigrir. Un bon maître surveille avec ses yeux, mais aussi avec ses mains, et quand sous une toison abondante il découvre des flancs enfoncés, il doit s'inquiéter... surtout si rien n'a changé dans le comportement du chat, pas même l'appétit.

Des vers, qui se nourrissent aux dépens du chat, peuvent être les responsables de cet amaigrissement. Il sera impératif de vermifuger (les vétérinaires et les pharmaciens sont à même de fournir des produits efficaces) puis, pour éviter la ré-infestation, donner:

- **Cina 9 CH**, trois granules par jour pendant huit jours.

Quelques vitamines et un peu de calcium permettront au malade de récupérer ses formes.

L'animal peut avoir un appétit d'ogre et maigrir. Il est devenu anxieux, nerveux. Il perd ses poils et fait plusieurs fois par jour des crottes décolorées. Il y a tout lieu de penser qu'il s'agit d'un dérèglement du pancréas. Le vétérinaire peut seul confirmer le diagnostic et donner un traitement auquel vous ajouterez :

- **Phosphorus 9 CH**, cinq granules deux soirs par semaine, et :
- **Iris versicolor 5 CH**, trois granules avant les deux repas, surtout si l'émission des selles semble douloureuse.

D'autres grands organes peuvent être déréglés et cela entraîne un amaigrissement. Les médicaments homéopathiques sont prescrits en fonction des symptômes.

Le chat est agité, anxieux, frileux, amaigri et refuse de jouer, comme si tout effort lui pesait. Le poil est terne et la peau sèche, squameuse :

- **Arsenicum album 9 CH**, trois granules par jour pendant trois semaines, puis cinq granules deux soirs par semaine jusqu'au rétablissement.

Si la thyroïde fonctionne trop, le chat est agité, maigre et présente une diarrhée chronique émise avec douleur (après chaque émission de selle, le chat se replie sur lui-même)

- **Iodum 9 CH**, trois granules par jour pendant trois semaines, puis cinq granules deux soirs par semaine jusqu'à amélioration.

Malgré un bon appétit, les flancs se creusent et les os de la colonne vertébrale sont apparents. Le malade est nerveux, triste, constipé, frileux, et le sommeil est agité:

- **Natrum muriaticum 9 CH**, trois granules par jour pendant trois semaines, puis cinq granules deux jours par semaine jusqu'à la remise « sur pattes».

Après des vacances agitées à la campagne, un chat peut rentrer amaigri, couvert de plaies plus ou moins infectées. Il faudra lui donner:

- **Silicea 9 CH**, trois granules matin et soir pendant deux semaines.

Certains aliments végétaux, moulinés finement, et ajoutés à la pâtée peuvent apporter un excellent complément:Carottes, chou rouge ou vert, persil, pommes, blé germé.

AMPUTATION

L'homme a tout inventé: la voiture, les pièges, les balles, les buildings, mais avait-il imaginé qu'une patte de chat c'est bien fragile et que quand tout est cassé, écrasé, haché on doit parfois pratiquer l'amputation ?

J'en ai soigné des chats à trois pattes et qui vivaient très heureux à la ville comme à la campagne. Mais, les jours de pluie ils se replient sur eux-mêmes, car le moignon devient douloureux.

On donnera :

- **Symphytum 5 CH**,
- **Hypericum 5 CH**, trois granules de chaque deux fois par jour jusqu'à amélioration.

ANÉMIE

Je suis fatigué, amaigri et toutes mes muqueuses sont blanches : mes gencives, mes conjonctives, ma langue... tout. L'analyse a révélé que mes globules rouges m'avaient abandonné. Le vétérinaire cherche la cause :

- maladie parasitaire,
- maladie de l'immunité,
- tumeur,

Qu'importe... il faut remonter la pente.

- **China 7 CH** sera administré dès les premiers symptômes car il limite la fuite des globules rouges.
- **Ferrum métallicum 7 CH** et
- **Phosphoricum acidum 5 CH** permettent une récupération plus rapide.

Les oligo-éléments **Manganèse-Cuivre** agissent sur le terrain et stimulent les défenses naturelles.

Fruits et légumes crus finement moulinés sont un excellent apport vitaminique.

ANGINE

Les nuits en plein air, à chasser, alors que toutes les voix de la famille se groupent, tendres ou agressives, pour vous faire regagner la maison familiale, c'est bien bon... mais un chat de moquette peut être fragile et au matin on rentre tête basse, salive au coin des lèvres, gorge rouge... si rouge que la moindre goutte de lait refuse de passer. On se terre dans un coin, fiévreux. La trousse de santé est installée sur la table...

A nous deux l'angine :

- **Apis 9 CH**, cinq granules ou une dose-globule, soulage la douleur, puis :

- **Belladonna 5 CH**, et
- **Mercurius solubilis 5 CH**, trois granules de chaque tube toutes les demi-heures, en alternance jusqu'à amélioration.

Mais attention : une angine peut être le premier symptôme d'un coryza et si le lendemain le malade est resté abattu, fiévreux, il faut consulter au plus vite le vétérinaire.

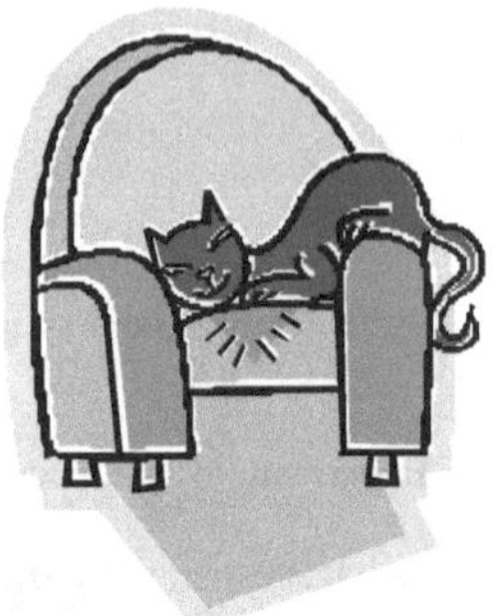

ANUS (problèmes d')

Le chat est pudique et même les plus doux refusent que l'on regarde cette partie de leur anatomie qui subit chaque jour les agressions de la litière plus ou moins sophistiquée et des selles.

Une toilette méticuleuse garde cette zone très propre mais si votre chat court comme un fou après l'émission des selles, se frotte sur les tapis, se lèche avec fureur... il faut rechercher la petite fissure, l'abcès, l'inflammation.

Beaucoup de patience sera nécessaire pour cet examen. Il faut câliner, renverser sur le dos, caresser doucement le ventre et enfin observer ce petit coin douloureux... et alors adoucir les muqueuses enflammées avec une pommade au Calendula.

Si l'anus est très enflammé (suite de diarrhée ou de constipation) :

- **Belladonna 5 CH**, trois granules trois fois par jour jusqu'à amélioration.

Si l'anus présente de petites plaies dues à une litière trop coupante :

- **Fluoricum acidum 5 CH**, trois granules matin et soir jusqu'à amélioration.

Si il y a un gros œdème qui ressemble à un abcès en formation (le chat possède des glandes anales et ce sont elles qui s'abcèdent) :

- **Hépar sulfur 5 CH**, trois granules matin et soir pendant deux jours.

Quand l'abcès a percé, on donne :

- **Silicea 9 CH**, trois granules matin et soir pendant trois jours et, si le malade y consent, on enduit l'anus et la plaie de pommade au Calendula.

Chez les chats très constipés et qui font des efforts considérables pour expulser leurs selles (voir Constipation), l'anus peut présenter des petites crevasses douloureuses:

- **Nitric acidum 5 CH**, trois granules matin et soir,
- **Calendula 5 CH**, trois granules par jour jusqu'à amélioration.

Si l'animal est coutumier du fait, on donnera ces deux médicaments, dix jours par mois. Une pommade au Ratanhia complète le traitement.

APPAREIL LOCOMOTEUR

On a toujours l'impression que nos chats sont « incassables ». Ils sautent, courent, tombent... et pourtant leurs os ont la même structure que les nôtres.

L'alimentation a une importance considérable sur la qualité de l'os, mais aussi le jeu qui conserve à leurs articulations cette élasticité que nous leur envions tant. Aussi quand un chat refuse qu'on le caresse ou semble gêné pour sauter, nous devons nous inquiéter.

S'il s'agit d'un faux mouvement ou d'une chute qui a entraîné une douleur difficile à situer, un seul médicament sera administré immédiatement :

- **Arnica 5, 7, ou 9 CH**, trois granules toutes les demi-heures ou toutes les heures, jusqu'à amélioration.

Si cette amélioration ne survient pas après quarante-huit heures de traitement, il faut consulter un vétérinaire qui décidera s'il y a lieu de tirer une radio.

Dans le chapitre ***Accidents*** nous avons précisé ce qu'il convient de faire pour améliorer la réparation des fractures.

S'il s'agit d'une entorse, d'une luxation, d'une lésion d'un tendon, il faudra donner :

- **Ruta 5 CH**, trois granules matin et soir pendant au moins trois semaines,
- **Causticum 5 CH**, trois granules le soir, s'il y a une certaine raideur du membre malade.

Attention : de jeunes chatons nourris exclusivement avec de la viande et avec des complexes vitaminiques trop riches en vitamine D peuvent présenter des douleurs osseuses et des déformations de la colonne vertébrale. Il faut bien entendu modifier le régime et, pour soulager la douleur, donner :

- **Bryonia 7 CH**, trois granules le soir,
- **Radium bromatum 5 CH**, trois granules le matin jusqu'à amélioration.

Nourrir son chat avec du foie cru est aussi une erreur car l'excès de vitamine A provoque des lésions au niveau de la colonne vertébrale. Le malade souffre et ne peut plus sauter. Quand la radio révèle la cause du mal, il est souvent trop tard. Néanmoins on peut soulager la douleur en donnant:

- **Rhus toxicodendron 7 CH**, trois granules le soir,
- **Causticum 7 CH**, trois granules le matin pendant au moins six semaines
- **Sève de bouleau**, 5 à 10 gouttes pendant au moins six semaines.

Le chat ne présente pas comme l'homme ou le chien de véritables lésions d'arthrose, mais ses articulations parfois se bloquent. C'est le cas pour les chats obèses qui bougent peu, pour les animaux âgés, pour ceux qui, jeunes, ont eu des fractures.

Des médicaments homéopathiques sont indiqués **en fonction de la localisation de la douleur, ou de la gêne articulaire :**

Petites articulations des pattes :

- **Ammonium phosphoricum 5 CH,**
- **Caulophyllum 5 CH.**

Épaule :

- **Rhus toxicodendron 5 CH.**

Genou :

- **Ledum 5 CH,**
- **Kalium carbonicum 5 CH.**

Hanche:

- **Causticum 5 CH,**
- **Allium sativum 5 CH**

Colonne vertébrale:

- **Actea racemosa 5 CH,**
- **Agaricus 5 CH** (Lombaires et haut de la queue)

Région cervicale :

- **Sticta 5 CH,**
- **Lobelia 5 CH.**

On donne trois granules matin et soir de chaque médicament jusqu'à amélioration.

La phytothérapie peut assurer un excellent drainage des articulations douloureuses. On fera des cures de trois semaines, trois ou quatre fois par an.

Citons : **Pinus montana TM**, **Ribes nigrum TM** et surtout la **sève de bouleau.**

La moyenne est de 10 gouttes par jour qu'on peut mélanger à la pâtée.

Le jus de poireaux est conseillé pour les animaux âgés.

APPÉTIT (troubles de l')

Le chat est un gastronome et les industriels qui ont inventé les aliments tout prêts l'ont bien compris. Ah! si les chats poussaient eux-mêmes le Caddie que choisiraient-ils ? X au poulet, Y au saumon, les boîtes plates ou rondes, les croquettes en forme de cœur ou celles en forme d'os de poulet, la viande bien fraîche, ou les sardines au ventre rondouillard...

L'appétit du chat? Il y a ceux qui dévorent en quelques minutes la pâtée tendrement préparée, ceux qui sentent, partent jouer encore quelques minutes et reviennent déguster quelques morceaux, ceux qui mangent en dehors de tout étranger... ceux qui... ceux qui...

Ceux qui mangent trop et ceux qui ne mangent pas assez... et ce sont ces deux cas que nous devons examiner car tous les deux peuvent traduire l'évolution d'une maladie. Chacun étant parfaitement adapté à son régime, tout changement d'attitude doit résonner comme une sonnette d'alarme:

Le manque d'appétit

On appelle ***anorexie*** cette perte brutale ou progressive de l'envie de manger.

Si elle est consécutive à une contrariété, ou à un choc affectif :

- **Staphysagria 9 CH**, une dose-globule ou cinq granules trois soirs de suite.

Si elle provient d'une intoxication alimentaire ou médicamenteuse :

- **Nux vomica 7 CH**, trois granules matin et soir pendant cinq ou six jours.

Si elle suit une maladie grave telle que coryza, hépatite, néphrite, constipation, le vétérinaire indiquera le traitement approprié.

Attention : quand un chat éternue souvent et refuse de manger, cela peut indiquer un coryza débutant:

- **Allium cepa 5 CH**, trois granules trois fois par jour,
- **Influenzinum 9 CH,** trois granules le soir.

Mais si après quarante-huit heures l'appétit n'est pas revenu, il faut consulter un vétérinaire.

Si les causes ne sont pas évidentes, on peut essayer:

- **raconte sativa 3D**, dix gouttes deux fois par jour,

et si le chat semble triste :

- **Ferrum phosphoricum 5 CH**, trois granules matin et soir.

La boulimie

C'est une fringale inassouvie, qui peut entraîner un véritable état de surexcitation.

Si elle est due à une contrariété :

- **Ignatia 9 CH**, trois granules matin et soir pendant une semaine, si le comportement du chat est anormal.
- **Staphysagria 9 CH**, trois granules matin et soir pendant une semaine, si le chat est caché et « boude».

Si elle est provoquée par une hyperthyroïdie :

- **Iodum 5 CH**, trois granules matin et soir, complète le traitement donné par le vétérinaire.

Si elle provient d'une insuffisance pancréatique :

- **Phosphorus 9 CH**, trois granules par jour pendant deux semaines, puis deux fois par semaine jusqu'à amélioration.

Si elle consécutive à un diabète : (cf. ce chapitre).

Si elle a été provoquée par l'absorption continue de certains médicaments, les antiépileptiques par exemple, on associera à ces traitements :

- **Nux vomica 7 CH**, trois granules matin et soir deux fois par semaine.

Le pica

C'est une perversion de l'appétit qu'on rencontre chez les jeunes en pleine croissance, mais aussi chez les diabétiques, les hyperthyroïdiens, les animaux parasités.

Le chat manifeste un goût immodéré pour les substances non comestibles: terre, papier, tissu, tapis :

- **Calcarea carbonica 9 CH**, trois granules le soir jusqu'à amélioration, auquel on peut ajouter des préparations du commerce à base de vitamines et de calcium.

Le *pica* peut aussi être dû à une irritation de l'estomac (gastrite). Il faut soulager la douleur :

- **Nux vomica 5 CH**,
- **Carbo vegetabilis 5 CH**, trois granules de chaque avant les deux repas jusqu'à amélioration.

L'eau argileuse peut remplacer l'eau de boisson, sauf pour les animaux constipés.

ASPHYXIE

C'est une urgence « rare », mais au cours de laquelle il convient de ne pas perdre la tête. Un chat qui vit seul dans un appartement peut être asphyxié soit par le gaz, soit par l'oxyde de carbone. Il faudra de toute façon consulter un vétérinaire mais un médicament homéopathique peut aider l'animal à récupérer plus vite. C'est :

- **Laurocerasus 5 CH**, trois granules toutes les dix minutes.

Si le malade ne peut pas avaler, on fait dissoudre dix granules dans un peu d'eau minérale et on glissera quelques gouttes du mélange entre ses lèvres.

Un chat peut aussi se noyer en tombant accidentellement dans une piscine ou dans une baignoire. Il faut immédiatement l'aider à respirer, voire même faire du bouche à bouche, et donner:

- **Carbo vegetabilis 5 CH**, trois granules toutes les cinq minutes.

Quand un chat avale une guêpe, il peut aussi présenter une véritable asphyxie. On jettera quelques grains de gros sel au fond de sa gorge et on donnera :

- **Apis 7 CH** toutes les dix minutes jusqu'à récupération.

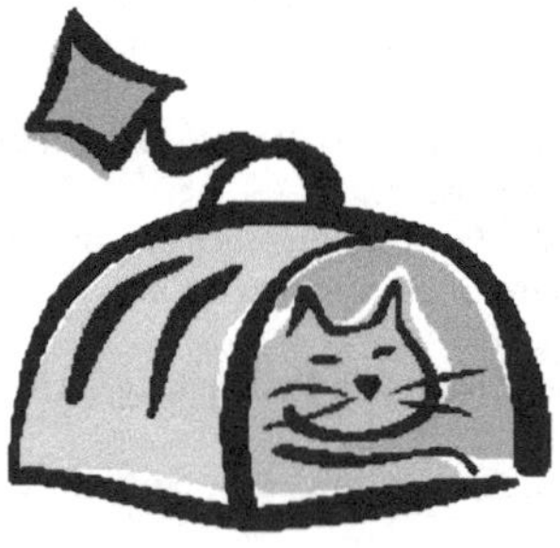

AS1HME

L'asthme du chat est très proche de l'asthme humain et on ne peut pas vraiment dire que c'est une maladie psychosomatique. Qui n'a pas tremblé en voyant son chat ouvrir la bouche, hoqueter en cherchant un peu d'air, s'étouffer dans une toux sèche, douloureuse, crispé sur ses pattes avant, la tête haute?

Que faire alors, sinon ouvrir la fenêtre pour lui donner un peu d'air frais, lui caresser doucement la gorge et l'entrée de la poitrine pour lever le spasme ? Parfois les crises sont si graves qu'une injection de cortisone (préparée à l'avance par le vétérinaire) est indispensable.

L'homéopathie avec **Ipeca 7 CH**, trois granules toutes les dix minutes jusqu'à amélioration, peut apporter un soulagement immédiat.

Chez les animaux coutumiers du fait, il faudra garder le tube à portée de main. Par la suite, les médicaments seront prescrits en fonction du moment d'apparition des crises et des symptômes les plus marquants.

Si elles ont lieu surtout la nuit dans un appartement surchauffé. Le malade reste debout et recherche l'air frais :

- **Arsenicum album 5 CH**, trois granules matin et soir.

Dans les cas chroniques, on peut préférer **Arsenicum album 9 CH**, cinq granules deux soirs par semaine.

Elles sont provoquées par le temps humide :

- **Natrum sulfuricum 5 CH**, trois granules matin et soir.

Elles sont aggravées par le brouillard :

- **Antimonium tartaricum 5 CH**, trois granules matin et soir.

Elles sont accompagnées de nausées et le malade respire si mal que la langue peut bleuir :

- **Ipeca 5 CH**, trois granules toutes les demi-heures jusqu'à amélioration.

Les causes sont difficiles à préciser car on ne peut affirmer qu'il s'agit d'une allergie.

Néanmoins, il faut chercher un rapport avec les moquettes, les plantes ou les fleurs, la litière, le chauffage par le sol, le tabac, les produits d'entretien... l'alimentation.

Si les récidives sont trop fréquentes, penser à donner:

- **Poumon Histamine 9 CH ou 15 CH**, cinq granules deux soirs par semaine, et associer les oligoéléments **Manganèse, Cuivre et Soufre** en cures d'un mois par trimestre.

L'atmosphère des appartements sera assainie avec des huiles essentielles de sauge, de romarin ou d'eucalyptus.

BOUCHE (problèmes de)

La bouche, qui est le reflet de l'état général, doit être surveillée régulièrement et surtout dès le plus jeune âge... car par la suite vérifier les dents, les gencives ou la langue devient un exploit.

Très jeune encore, on peut habituer le chat à accepter un massage des gencives avec une solution de **Calendula TM** (15 à 20 gouttes dans une cuillère à soupe d'eau tiède) ou avec de l'eau argileuse.

Un corps étranger - esquille d'os, arête de poisson, épine - ou l'infection d'une racine dentaire peuvent provoquer un abcès. Le chat est fiévreux, frotte son nez entre ses pattes ou sur le sol, comme pour chasser l'intrus ou soulager la douleur. Un gonflement à l'extérieur peut se former.
Les antibiotiques sont alors nécessaires, **mais quand l'abcès a éclaté** on donnera :

- **Silicea 9 CH**, trois granules matin et soir pendant trois jours, pour faciliter l'écoulement du pus.

Si le chat bave, a du mal à avaler, à mastiquer il faudra vérifier l'état des gencives. Depuis quelques années la bouche des chats, même très jeunes, est un souci et pour les vétérinaires et pour les maîtres.

Dans les cas bénins les gencives sont rouges et saignent facilement, mais dans les cas graves l'arrière-bouche semble comme encombrée par une masse granuleuse rouge, d'odeur nauséabonde, et qui empêche le malade de manger et même de boire.
Seul le vétérinaire sera à même de soulager, soit avec des médicaments soit en arrachant les dents.

Ce qu'il faut, c'est agir le plus vite possible, c'est-à-dire dès les premiers symptômes :

- **Belladonna 5 CH**, trois granules matin et soir jusqu'à amélioration si les gencives sont rouges et douloureuses.

On ajoute:

- **Mercurius solubilis 5 CH**, trois granules matin et soir si le chat émet une salive abondante et parfois sanguinolente.

- **Kreosotum 5 CH**, trois granules matin et soir si le malade refuse de boire et de manger.

- **Nitricum acidum 5 CH**, trois granules matin et soir s'il y a des ulcérations au bord de la langue.

- **Kalium bichromicum 5 CH**, trois granules matin et soir si l'état général est atteint.

BRONCHITE

Pacha vient de passer sa première nuit dehors. Il a bien entendu les appels désespérés de sa maîtresse... mais ce nid d'oiseaux dans la haie ne pouvait rester sans surveillance.

La fraîcheur s'est accentuée vers deux heures du matin et à l'aube, l'habitué des draps douillets est rentré tête basse, le poil hirsute et crotté. Il a bien essayé de récupérer près de la cheminée, mais la fièvre s'est accompagnée d'une petite toux sèche, douloureuse.

Si on lui avait administré tout de suite:

- **Aconit 5 CH**, trois granules trois ou quatre fois de suite à une heure d'intervalle, tout serait peut-être rentré dans l'ordre... mais la trousse de santé était restée à la maison.

Le vétérinaire consulté parle de bronchite et, pour combattre la fièvre, donne des antibiotiques. Vous les associerez à :

- **Bryonia 5 CH** et à :
- **Phosphorus 5 CH**, trois granules de chaque, toutes les deux heures en alternance, pour que Pacha n'ait pas de séquelles.

N'oubliez pas que le miel est un bon remède de toux et d'inflammation de l'arrière-gorge.

Les chats âgés présentent parfois des symptômes de bronchite chronique :

- Si les quintes de toux sont douloureuses et provoquées par la prise des repas : on donnera :

- **Drosera 5 CH**, trois granules avant chaque repas.

- Si les quintes de toux sont aggravées par la chaleur et provoquent des vomissements, on donnera :

- **Ipeca 7 CH**, trois granules au coucher.

- Si les quintes de toux sont provoquées par le temps humide et que le chat semble très oppressé, on donnera :

- **Antimonium tartaricum 5 CH**, trois granules deux fois par jour.

Tous ces médicaments sont donnés en cas de crise, mais leur administration doit être suivie jusqu'à amélioration complète des troubles.

Pour aider les poumons à mieux supporter ces lésions on pourra administrer, en cures de six semaines, trois ou quatre fois par an :

- **Ammonium carbonicum 9 CH**, trois granules deux soirs par semaine, en alternance avec:
- **Phosphorus 9 CH**, trois granules deux soirs par semaine.

BRÛLURES

Pourquoi Bidule ce matin-là s'est-il glissé entre les jambes de sa maîtresse, pourquoi avait-elle une casserole d'eau bouillante à la main, pourquoi l'a-t-elle lâchée... pourquoi... pourquoi ?
Pourquoi l'homme ne comprend-il pas que le chat est un curieux qui veut tout approcher, tout regarder, tout sentir ? Pourquoi invente-t-il des plaques chauffantes qui se confondent avec les tables, pourquoi installe-t-il fauteuils près des cheminées, pourquoi allume-t-il des bougies à portée de queue ?

Bidule, brûlé entre les deux omoplates, a hurlé de douleur. Heureusement sa maîtresse n'a pas perdu la tête et en dehors d'une petite cicatrice tout est rentré dans l'ordre... mais au bout de six mois.

Pour calmer la douleur et refroidir la région atteinte :

- **Si la brûlure est légère** : un peu d'eau vinaigrée ou de :
  - **Pommade au Calendula** suffisent.

- **Si la douleur est importante**, il faudra ajouter:
  - **Apis 5 ou 7 CH** et
  - **Urtica urens 5 CH**, trois granules de chaque, toutes les demi-heures, jusqu'à amélioration.

Au niveau des coussinets, il est recommandé d'utiliser **l'huile de Millepertuis**.

Essayer de faire un pansement avec de la gaze.

Pour empêcher le gonflement des vésicules :

Appliquer des compresses de :

- **Cantharis ID** : dix gouttes dans un peu d'eau tiède, puis enduire de pommade de **Calendula** et, si cela est possible, faire un pansement.

Simultanément on donnera :

- **Rhus toxicodendron 5 CH**, trois granules trois fois par jour, en alternance avec:
- **Cantharis 5 CH**, trois fois par jour.

Contre une brûlure par un acide, on utilisera du savon noir ou de l'eau salée.

Contre une brûlure par des alcalis (potasse ou soude caustique), on utilisera de l'eau vinaigrée ou du jus de citron.

Contre une brûlure par la chaux vive, on fera appel à l'huile de table.
Dans tous les cas :

- **Apis 9 CH**, trois granules toutes les demi-heures, apporte un soulagement rapide.

Les compresses d'huile d'amandes douces ou d'huile de Millepertuis et l'eau argileuse sont très efficaces.

CALCULS URINAIRES / CYSTITE

Ah ! si tous les Grisou, Gaston, Milord, Alex, Paulot... pouvaient nous conter leurs problèmes urinaires, ce serait un bienfait pour la gent féline. Car dès qu'apparaissent les premiers symptômes il n'y a pas une minute à perdre.
Tout est simple, le malade court sur son plat toutes les cinq minutes, miaule, regarde ses flancs avec angoisse... et ne peut rejeter que quelques gouttes d'une urine sanguinolente et épaisse.. .
Quand urine il y a...
La vessie trop pleine peut être palpée à la main, dans un ventre tendu, douloureux.
Le pénis rouge vif ne peut même plus réintégrer sa petite cachette... et les toxines qui stagnent vont intoxiquer le rein et provoquer une augmentation du taux d'urée.

Ce drame, chaque propriétaire d'un chat mâle, castré ou non, doit l'inscrire dans sa mémoire, et plus vite un vétérinaire sera consulté, plus vite sera soulagé le malade. Parfois une simple pression sur la vessie chassera les calculs microscopiques responsables, parfois il faudra anesthésier et sonder, parfois il faudra opérer.

Après une première alerte, un traitement et un régime s'imposent... mais les récidives étant fréquentes, il faut toujours avoir à portée de main un traitement d'urgence.

Un chat mâle, castré, sédentaire doit être surveillé plus qu'un autre.

Mais quand on a plusieurs chats comment faire ? Et quand on travaille toute la journée ? Il faut apprendre à connaître son chat, à quelle heure il fait pipi... souvent... deux fois par jour... où... beaucoup... pas beaucoup...

Et s'il urine dans la baignoire ou dans le bidet, laissez-le faire car c'est la meilleure façon de surveiller les urines - couleur, odeur, consistance...

Un chat qui est inquiet lorsqu'il fait ses besoins vous prévient que quelque chose ne va pas... ne relâchez pas votre surveillance.

Une cystite, due à des microbes, à une alimentation trop riche, à un refroidissement, à une excitation sexuelle... peut provoquer les mêmes symptômes mais un traitement homéopathique administré dans les plus brefs délais en viendra vite à bout.

Dès le début de la crise et avant même de « courir» chez le vétérinaire, on donnera :

- **Calcarea carbonica 15 CH**, cinq granules une seule fois, puis :
- **Berberis 5 CH**, trois granules toutes les demi-heures.

Si l'urine passe, c'est bien mais il faut continuer un traitement :

- **Cantharis 5 CH** - l'urine est sanguinolente et émise difficilement car le chat souffre.
- **Terebenthina 5 CH** - le chat ne quitte plus son plat et émet quelques gouttes d'une urine foncée, malodorante.
- **Mercurius corrosivus 5 CH** - le chat cherche à boire.

Ces médicaments peuvent être donnés plusieurs fois par jour.

Pour les chats coutumiers de ces crises de cystite, dues ou non à des calculs, nous conseillons un drainage urinaire avec une préparation contenant :

- **Berberis 5 CH**)
- **Solidago 5 CH**) 5 gouttes deux fois par jour,
- **Formica rufa 5 CH**) dix jours par mois.

Si le malade a dû être sondé sous anesthésie générale, au retour on lui donnera :

- **Arnica 9 CH**, trois granules, trois fois par jour pendant trois jours.

Après une intervention chirurgicale (ou uréthrostomie) - pour permettre un meilleur passage des calculs que le rein continue à fabriquer, on pourra, à partir de l'urine calculeuse, faire fabriquer un isothérapique qui sera administré au malade toute sa vie durant.

Un régime alimentaire devra être respecté. Il faudra surtout réduire les aliments riches en calcium et l'aider à boire... un peu chaque jour.

La femelle n'est pas épargnée mais si elle fabrique des calculs, ils restent dans la vessie et sont visibles à la radio. Elle présente des envies fréquentes d'uriner - qui sont parfois douloureuses... elle pleure en faisant pipi et court dans tous les sens pour exprimer sa douleur.

- **Pareira brava 5 CH** et
- **Cantharis 5 CH**, trois granules de chaque toutes les heures, soulagent la crise.

Si à la radio les calculs sont petits, on peut pendant six semaines essayer un traitement homéopathique :

- **Calcarea carbonica 9 CH**, trois granules un soir sur deux en alternance avec :
- **Phosphoricum acidum 9 CH**, trois granules
- **Berberis 5 CH**, trois granules le matin.

Si le calcul est trop important il faut opérer, mais les récidives peuvent être fréquentes.

Les chattes non castrées présentent parfois des cystites quand elles sont en chasse. Elles vont fréquemment sur le plat (ou partout ailleurs !), miaulent en émettant quelques gouttes d'urine, se lèchent et courent dans tous les sens. Il faut diminuer la viande rouge et augmenter les légumes tels que les carottes, fonds d'artichaut, oignons, poireaux.

Les remèdes homéopathiques peuvent apporter un soulagement rapide:

- **Cantharis 7 CH**, trois granules matin et soirs
- **Pareira brava 5 CH**, trois granules trois fois par jour, si la chatte urine souvent.
- **Terebenthina 5 CH**, trois granules trois fois par jour, s'il y a douleur.

Tous ces traitements cessent dès la guérison.

CANCER

Cancers de la mamelle, des poumons, des os, du foie, de la rate, du sang... Cancers de Moumousse, de Lisa, de Laurette, de Patapouff, d'Edgar...

Cancers qui évoluent sournoisement et qu'on refuse de diagnostiquer tant on redoute l'ultime moment.

Cancers pour des larmes et qui font si mal qu'on s'impose le silence...

Opérer dès l'apparition du mal peut augmenter les chances de survie mais quand le malade est âgé et déficient, il faut l'aider et le rassurer.

Aujourd'hui des vétérinaires spécialistes pratiquent la chimiothérapie, la radiothérapie... pour le bien de ces chats que nous aimons. Vaincront-ils le mal ?

L'homéopathie n'a pas de prétention mais elle peut, parfois, retarder l'évolution du mal.

En cas de tumeur mammaire :

- **Conium 5 CH**,
- **Phytolacca 5 CH,** trois granules matin et soir, en cures de six semaines.

En cas de tumeur des mâchoires :

- **Hekla lava 5 CH**, trois granules matin et soir.

Dans tous les cas on peut associer :

- **Viscum album 9 CH**, trois granules un soir sur deux, en alternance avec :
- **ADN-ARN 9 CH**, trois granules.

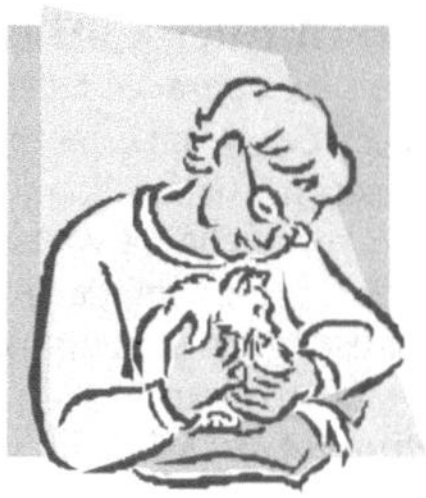

CHALEURS (ou CHASSES) DES FEMELLES

Qui n'a jamais été réveillé par les hurlements d'une chatte siamoise, une douce nuit de printemps, ne peut rien comprendre à l'amour.

« Cantique» de la douleur, besoin impérieux de caresse, ou appel d'un matou, tout est dans ce cri. Les mots doux, les bras qui bercent, les petits baisers, la caresse sur le bas du dos, un quatuor de Beethoven ?... tout est possible mais peu efficace.

Chez les unes tout rentre dans l'ordre au bout de trois jours, chez les autres il faut parfois deux semaines.
La petite câline qui ne s'intéressait qu'à ses maîtres est devenue adulte et regarde plus intensément la fenêtre ouverte sur la liberté sexuelle.

Quel âge a-t-elle alors ? Six mois, neuf mois, un an... on ne peut rien dire.
Il faut surveiller...
Les nymphomanes seront en chasse tous les huit jours... les autres une fois, deux fois, trois fois par an ; tout cela étant fonction de la race, mais aussi de l'environnement et des conditions d'entretien.
Il faut souvent une réunion de famille pour prendre la décision: Lisette fera-t-elle des bébés ou non ? Doit-on supporter les commentaires des voisins et vivre les fenêtres fermées ou bien doit-on opérer ?

Il n'y a pas de contraceptifs homéopathiques et les hormones sont peu recommandables.

L'ovariectomie (ou ablation des ovaires) mérite seule d'être retenue. Elle peut être pratiquée dès l'âge de sept mois, que les premières chaleurs aient eu lieu ou non.

Par la suite, l'alimentation devra être surveillée - car la femelle opérée peut prendre du ventre... mais son caractère n'est en aucun cas modifié.
Il arrive parfois que des femelles opérées vers trois ou quatre ans continuent à avoir des manifestations d'excitation sexuelle. Un traitement homéopathique bien conduit en viendra vite à bout Au moment des chasses, certaines femelles présentent de la cystite et urinent un peu n'importe où. Il faut traiter mais ne pas retarder l'intervention.

Quels médicaments homéopathiques sont conseillés ?

- **Platina 5 à 9 CH** : l'excitation est aggravée au moindre contact. Convient très bien aux femelles orgueilleuses, élancées et qui crient leur désir du haut des meubles.
  Trois granules matin et soir jusqu'à amélioration.
- **Murex 5 CH** : la femelle crie, recherche les caresses surtout à la base de la queue.
  Trois granules toutes les heures, en fonction de l'intensité des symptômes.
- **Origanum 5 CH** : la femelle est agitée et boulimique.
  Trois granules au moins trois fois par jour.
- **Cantharis 5 CH** et **Equisetum 5 CH** : s'il y a cystite.
  Trois granules trois fois par jour.
- **Lilium tigrinum 5 CH** : s'il y a écoulement.
  Trois granules trois fois par jour.
- **Magnesia phosphorica 5 CH** : si l'excitée semble souffrir du ventre.
  Trois granules trois fois par jour.

CHATON (soins du)

Les médecines naturelles respectent les malades et permettent aux bien-portants d'affronter sans dommage la vie des humains.

L'arrivée d'un chaton va bouleverser toutes les habitudes de la famille.
D'où vient-il ? De la rue, d'un magasin, d'un élevage, d'une exposition... Qu'importe ?

Qu'il soit de race ou de gouttière, il faut tout passer en revue: les yeux qui ne doivent pas couler, le nez sans croûtes, les oreilles sans gale, le poil sans puces, la peau sans lésions ou sans zones dépilées, l'anus bien propre... et si tout ne vous paraît pas bien net il est préférable de demander conseil au vétérinaire.

A la maison, le bac à litière est prêt, et les petites gamelles pour le repas, le coin repos (le lit et les fauteuils, ils n'ont besoin de personne pour les découvrir), les jouets, le grattoir, l'herbe à chat, et la trousse de santé... car **les petits bobos du début sont vite soulagés par les médecines naturelles.**

- **Calendula TM** : pour nettoyer les croûtes, les oreilles, le nez.
- **Euphrasia TM** : quelques gouttes dans un peu d'eau tiède pour nettoyer les yeux.
- **Podophyllum 5 CH** : trois granules toutes les deux heures pour la diarrhée.
- **Antimonium crudum 5 CH** : si le chaton gourmand vomit son repas.
  Trois granules toutes les deux heures.
- **Nux vomica 5 CH** : si on redoute que le petit nouveau ait avalé quelque chose qui ne lui était pas destiné (des fleurs par exemple).
  Trois granules toutes les deux heures.
- **Coccus cacti 5 CH** : si le chaton tousse... mais attention aux vers, trois granules trois fois par jour et on cessera les prises de médicaments dès l'amélioration.
- **Silicea 7 CH** : si le chaton est maigrichon. Trois granules matin et soir pendant un mois.
- **Calcarea carbonica 7 CH**: si le chaton mange n'importe quoi, est ballonné et un peu inerte : trois granules matin et soir pendant un mois. Ce médicament permet aussi une meilleure fixation du calcium de la pâtée.
- **L'argile verte** assurera l'entretien de la peau et du sous-poil.

L'ennui est probablement la maladie la plus grave des chats... aussi il ne faut jamais hésiter à adopter deux chatons. Plick et Plock peuvent vous le confirmer.

Si l'adaptation à ce milieu nouveau et inconnu est difficile, donnez:

- **Gelsemium 9 CH** : cinq granules dès l'arrivée, et :

- **Staphysagria 9 CH** : trois granules matin et soir, les trois jours suivants.

Encore dans le ventre de sa mère, le chaton prend conscience de ce qu'il devra vivre auprès de l'homme.
Dès le 24e jour de sa conception, il ressent les caresses qu'on fait sur le ventre de sa mère... mais aussi les coups de pied.
De toute évidence, lorsque la mère aura été choyée, les chatons seront faciles à manipuler.

Le goût apparaît autour du 40e jour; ainsi on comprend pourquoi les chatons ont des préférences alimentaires très marquées.

Dès la naissance, les chatons aveugles, partiellement sourds, et qui se déplacent en rampant, sont très réceptifs à tout ce qui se passe autour d'eux. Aussi est-il indispensable de les élever dans le calme... et pourquoi pas en musique. Dès qu'ils ouvrent les yeux et se déplacent tout seuls, il faut leur montrer les dangers d'un appartement : les prises de courant, les fils électriques, les plaques chauffantes... Il faut leur montrer que leurs griffes ou leurs dents peuvent faire du mal...

Avec toutes ces connaissances, il ne peut y avoir de conflit « homme-chat ».

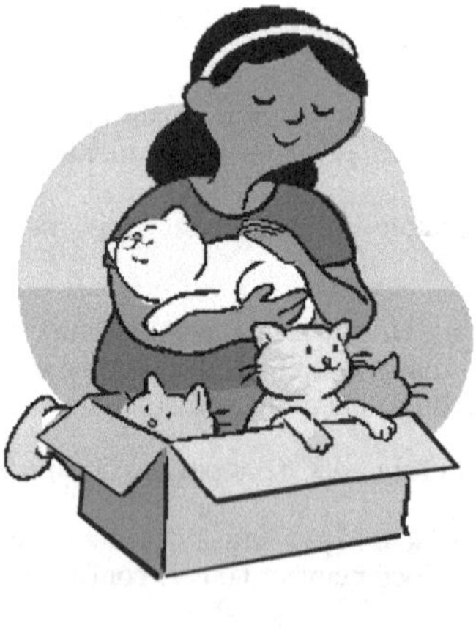

CŒUR (troubles du)

Sarah, mon amie siamoise, a-t-elle vraiment posé sa patte sur son cœur ?
A-t-elle voulu attirer mon attention, me faire comprendre que si elle ne pouvait plus jouer, c'est qu'il se passait là quelque chose de bien précis qui l'obligeait parfois à s'allonger sur le carrelage frais, ou contre la fenêtre ?

C'était il y a bien longtemps et notre oreille seule pouvait apprécier le rythme de ce carrefour des sentiments. Certes la toux, le dérègle ment du foie et des reins attiraient notre attention, mais notre diagnostic manquait de précision.

Aujourd'hui la technique est venue à notre secours. Un électrocardiogramme, une échographie peuvent préciser le lieu de la lésion et sa gravité. Un traitement allopathique sera prescrit, mais les médecines naturelles semblent renforcer son efficacité et atténuer sa toxicité chez les animaux fragiles.

- **Phosphorus 9 CH** : trois granules deux soirs par semaine, sera le médicament des animaux fragiles au niveau du foie et des reins, qui toussent dans une pièce surchauffée et qui, à la suite d'un coryza (même dans leur jeune âge) sont restés sensibles à tous les problèmes pulmonalres.

- **Arsenicum album 9 CH** : trois granules deux soirs par semaine, convient aux cardiaques anxieux, maigres, dont les crises apparaissent surtout la nuit ou après un effort.

D'autres médicaments sont conseillés en cas de crise : trois granules toutes les demi-heures jusqu'à amélioration. Ces mêmes médicaments peuvent accompagner le traitement allopathique, trois granules matin et soir sont alors conseillés.

- **Crataegus 5 CH**, le cœur bat très irrégulièrement et la crise accompagne le moindre effort.
- **Cactus 5 CH**, le malade respire mal, est angoissé et ne peut se coucher. Il recherche l'air frais.
- **Kalmia 5 CH**, le malade semble souffrir.
- **Naja 5 CH**, le malade s'allonge sur le côté, les pattes postérieures bien tendues.
- **Digitalis 5 CH**, convient aux chats âgés dont le foie et les reins fonctionnent mal.
- **Spongia 5 CH**, pour calmer les crises de toux.

COLITE

Roupette court dans tous les sens, se pose sur son plat, miaule car rien ne vient, regarde ses flancs tendus et douloureux et s'étend sur le carrelage frais comme pour mieux se soulager. Au bout de deux heures il émet quelques crottes liquides, sanguinolentes, enrobées de mucus, et quelques gaz nauséabonds.
Il semble soulagé, ce petit mec de trois mois acheté dans un magasin peu recommandable.

Quand le lendemain la crise recommence, il faut essayer d'en **rechercher les causes.**
Est-ce un typhus en cours d'évolution ?
Est-ce une intoxication alimentaire ?
Est-ce un morceau de plante ?
Est-ce les parasites ?

Le vétérinaire consulté n'hésitera pas à faire des examens de sang, de selles et à donner des antibiotiques.

Mais déjà **les médecines naturelles ont soulagé la douleur** et Roupette, en quelques jours, retrouvera la forme.

- **et 5 CH** : le chaton court dans tous les sens, le ventre ballonné et l'haleine fétide.

- **Nux vomica 5 CH**: on soupçonne une intoxication alimentaire ou un aliment indigeste.

- **Colocynthis 5 CH** : il y a un excès de gaz dans l'intestin.

Tous ces médicaments sont administrés toutes les demi-heures, trois granules jusqu'à amélioration.

Chez la femelle, une colite peut accompagner le début des chasses :
- **Magnesia phosphorica 5 CH** : trois granules toutes les deux heures jusqu'à amélioration.

Chez les mâles, les crises de colite peuvent accompagner la migration de sable dans l'urètre et l'impossibilité pour le malade d'uriner:
- **Calcarea carbonica 9 CH** : une dose-globule puis, en alternance toutes les demi-heures,
- **Berberis 5 CH**, trois granules.

Chez les «grands sensibles» une crise de colite peut traduire une contrariété:
- **Staphysagria 9 CH**, trois granules matin et soir jusqu'à ce que le moral revienne au beau fixe... et que les symptômes physiques ne se manifestent plus.

CONSTIPATION

J'en ai connu des chats constipés, des mâles et des femelles, chats à poils longs ou courts, siamois, abyssins, européens, persans, chats câlins ou peureux, chats trop ou mal nourris, trop sédentaires, trop paresseux... Pachou, Grison, Didi, Vanille, Galipette, Titi... j'en ai palpé des ventres ballonnés, parfois douloureux.
J'ai donné mille conseils, averti, alerté... et même agressé vos maîtres inconscients. Combien de bottes d'asperges ai-je fait acheter, mais aussi de tonnes de courgettes, de litres d'huile d'olive ou de tournesol, de boîtes de sardines, de tubes de lait concentré... ?
Pour lutter contre la constipation, il faut bien connaître son chat - et respecter ses habitudes.

Si les animaux vivent en communauté, c'est encore plus important.
Plick qui mange des croquettes fait une fois par jour, dans son bac, à heure fixe... si vous êtes à la maison, si vous entendez gratter allez vérifier et retirez la crotte...
Plock qui mange de la viande, des légumes, du fromage, fait une fois par jour, ou tous les jours et demi... dans la baignoire le plus souvent. Ainsi il est facile de vérifier consistance, couleur et quantité.
Attention : tout changement de régime peut modifier les habitudes - tout changement de vie - tout déplacement... mais aussi les maladies, la mue, les parasites intestinaux.
La cote d'alerte ne doit pas dépasser trois jours... Si l'animal est coutumier du fait, si l'état général est conservé, on sort la trousse de santé.
Mais si le malheureux constipé a le poil terne, vomit et fait des efforts douloureux et inefficaces, il faut consulter au plus vite le vétérinaire.
Deux médicaments homéopathiques méritent d'être administrés dans ce cas d'urgence :

- **Nux vomica 9 CH** : une dose-globule ou 10 granules et, quelques heures plus tard,
- **Opium 15 CH,** une dose-globule ou 10 granules.

Pour les animaux coutumiers du fait, il faut donner des médicaments très régulièrement, en cures de dix jours par mois, 5 granules deux fois par jour, modifier le régime et aussi essayer de les habituer à faire de l'exercice.

- **Bryonia 5 CH** : les selles, émises après plusieurs jours de constipation, sans besoin, sont volumineuses, sèches et foncées. Le constipé boit beaucoup.
- **Opium 5 CH** : les selles sont petites, rondes, très dures. Le constipé, souvent obèse, dort beaucoup.
- **Graphites 5 CH** : les selles sont grosses, fétides, souvent enrobées de mucus. Le constipé est obèse, frileux et son ventre est ballonné.
- **Nux vomica 5 CH** : la constipation est associée à une insuffisance hépatique. L'appétit est capricieux.
- **Plumbum 5 CH** : la constipation est « un état permanent » et quand les selles sont enfin émises, elles ressemblent à des crottes de chèvre.
- **Alumina 5 CH** : les selles émises sont molles et le constipé reste longtemps sur son plat, inquiet, nerveux.
- **Lycopodium 5 CH**: le constipé est un capricieux qui fabrique beaucoup de gaz.

N'oubliez pas que quelques gouttes d'huile mélangées à quelques gouttes de citron arrangent bien les choses... mais aussi les courgettes, la salade cuite, les asperges, les poireaux... et remplacez l'eau de boisson par une infusion légère de romarin.

CONVALESCENCE

Après une maladie infectieuse, virale ou parasitaire, un accident, une intervention chirurgicale, l'organisme a besoin d'être « retapé » afin de pouvoir reconstituer son potentiel de défenses naturelles.

Après tout traitement allopathique prolongé (antibiotiques, anti-inflammatoires, antiparasitaires...) et après toute anesthésie, on donnera **Nux Vomica 7 CH**, trois granules matin et soir pendant une semaine.

L'alimentation, en période de convalescence, sera riche et bien équilibrée, additionnée de levure de bière, de gelée royale, de complexes vitaminés.

Si le malade manifeste une grande fatigue :

- **Kali phosphoricum 9 CH**, trois granules par jour jusqu'à amélioration.

Si le malade est anémié (les muqueuses sont pâles), triste, frileux, avec un appétit capricieux :

- **Ferrum metallicum 9 CH**, trois granules matin et soir jusqu'à amélioration.

Après une longue période sans manger :

(suite de coryza par exemple)

- **Rubia tinctoria 3 X**, une mesure de trituration deux fois par jour.

La sève de bouleau ID (cinq gouttes deux fois par jour) et les oligo-éléments, **Manganèse, Cuivre**, **Cobalt**, complètent parfaitement le traitement homéopathique.

On peut aussi donner au convalescent un peu de poudre de fénugrec, de thym ou de sauge, directement dans la pâtée.

Après une intervention chirurgicale très importante, si le chat reste faible et anémié on peut donner :

- **Pimpinella anisum TM**, cinq gouttes deux fois par jour au moins pendant trois semaines.

CORYZA

C'est une maladie grave, très contagieuse, due à un virus et qui frappe les animaux de tout âge, de toute race.
Le malade éternue, rejetant parfois un mucus épais et jaunâtre, salive abondamment, les yeux coulent.
Il faut intervenir très vite car, en peu de jours, la température augmente, des lésions buccales empêchent le malade de boire ou de manger, des ganglions douloureux se forment sous la gorge, la diarrhée apparaît, la déshydratation le guette et ses jours sont comptés.
Le vétérinaire consulté prescrit des antibiotiques, des soins locaux, des inhalations... mais les médecines naturelles renforcent leur action et évitent souvent l'installation de séquelles.

Dès les premiers éternuements :

- **Nux vomica 7 CH**
- **Allium cepa 5 CH**, trois granules de chaque, en alternance, toutes les deux heures.

Les yeux coulent :

- **Euphrasia 5 CH** : trois granules toutes les deux heures.

Le malade salive, tremble et refuse de manger :

- **Mercurius solubilis 5 CH** : trois granules trois fois par jour.

Le malade est fiévreux :

- **Influenzinum 9 CH** : trois granules matin et soir.

Les écoulements sont épais, non irritants :

- **Pulsatilla 5 CH**: trois granules matin et soir.

L'administration de ces remèdes est poursuivie jusqu'à amélioration des symptômes.

Il faut diffuser des huiles essentielles dans les pièces où vit le malade : thym, romarin, lavande...

Pour les yeux, utiliser **Euphrasia TM**, quelques gouttes dans un peu d'eau tiède. **Pour le nez**, choisir une pommade au **Calendula**.

Si un coryza chronique s'installe, il faudra prescrire un médicament « individuel» tenant compte du psychisme, des maladies antérieures, du mode de vie, de l'alimentation, des formes de la maladie chronique.

- **Hépar sulfur 9 CH** : cinq granules deux soirs par semaine pour des animaux agressifs, sensibles au froid, avec une peau malsaine.

- **Kali bichronicum 9 CH** : cinq granules deux soirs par semaine pour des chats ayant souvent des désordres digestifs. Le nez rejette un mucus épais, jaune-verdâtre, collant.

- **Thuya 9 CH** : cinq granules deux soirs par semaine ; c'est souvent un remède de femelle obèse qui présente des tumeurs mammaires et une grande sensibilité...

Quand un chat doit rencontrer d'autres animaux, il ne faut pas hésiter à lui donner **Cuivre - Or - Argent**, une mesure le matin, trois semaines avant le départ en pension, ou à la campagne.

En phytothérapie, n'oublions pas l'action très efficace de **Ribes nigrum ID** et de **Rosa canina bourgeons ID**, cinq gouttes deux fois par jour, et les fumigations de **Menthol.**

COUP DE CHALEUR

Un chat qui reste allongé au soleil pendant des heures sait très bien ce qu'il fait...
mais attention : il faut surveiller les animaux âgés, fatigués, ayant eu déjà des troubles circulatoires.

Attention aussi aux longs voyages dans des voitures surchauffées, le chat restant tassé dans un panier trop petit ou dans un sac luxueux mais sans air.

Un coup de chaleur peut être dramatique et il faut savoir préparer, avant le départ, la trousse de santé et une bombe d'eau minérale.

- **Glonoinum 5 CH** et
- **Belladonna 5 CH**, seront administrés toutes les dix minutes, en alternance, jusqu'à amélioration.

Le lendemain, ne pas hésiter à donner une dose-globule ou dix granules d'**Opium 9 CH** pour éviter les complications au niveau du système nerveux et de la circulation sanguine.

CREVASSES

Le chat sait très bien assumer l'entretien de son nez, de son anus, de ses lèvres ou de ses coussinets.
Pourtant, des crevasses plus ou moins douloureuses peuvent se former et nous devons soulager.

Après un coryza, des crevasses apparaissent sur le nez et dans les régions avoisinantes.
Quand la constipation est chronique et que le chat fait des efforts pour émettre des selles trop grosses, trop sèches, l'anus peut se crevasser.
Quand l'habitué des moquettes découvre les champs couverts d'engrais, les coussinets se fendillent.
Quand les muqueuses semblent fragiles, attention au régime. N'hésitez pas à ajouter à la pâtée un peu de beurre frais, ou du blé germé, ou un peu d'huile de foie de morue.
Localement, une **pommade au Calendula** sera toujours efficace.

Pour les crevasses du nez et du coin des lèvres :

- **Arum triphyllum 5 CH,**
- **Antimonium crudum 5 CH**, trois granules de chaque, matin et soir jusqu'à guérison.

Pour les crevasses autour de l'anus :

- **Aesculus 5 CH :**
- **Hamamelis 5 CH** : trois granules de chaque matin et soir, jusqu'à amélioration.

Localement : **pommade au Ratanhia.**

Pour les crevasses des coussinets :

- **Antimonium crudum 5 CH**
- **Fluoric acidum 5 CH** : trois granules de chaque matin et soir, jusqu'à la guérison.

Pensez à l'argile pour apporter un adoucissement local.

Pour les crevasses autour des mamelons pendant la période d'allaitement :

- **Phytolacca 5 CH**
- **Petroleum 5 CH** : 3 granules de chaque matin et soir, jusqu'à amélioration

Localement: pommade au Calendula.

Sur une peau crevassée, on peut faire des compresses **d'Echinacea TM** au 1/10e.

CROISSANCE

Un chaton dont la mère a été parfaitement nourrie pendant les périodes de gestation et d'allaitement n'a aucune raison pour ne pas pousser normalement.

Mais tous ces bébés que l'on recueille, les yeux à peine ouverts et dont les mères ont été nourries à coups de pied, que vont-ils devenir ? Il faudra leur donner suffisamment à manger... mais pas trop, suffisamment de minéraux... mais pas trop. Les laits de chatte reconstitués sont indispensables... puis un peu de boîtes, un peu de croquettes, un peu de viande, un peu de fromage... et petit chaton deviendra grand sans complication.

L'accouchement terminé, la mère commence à toiletter ses bébés et provoque ainsi le besoin de téter. Pour obtenir plus de lait, ils pétrissent les mamelles avec leurs antérieurs et, le ventre plein, ronronnent.
N'est-ce pas cette même satisfaction que nous retrouvons des mois plus tard, quand nos petits monstres pétrissent nos pyjamas ?
Dès la quatrième semaine, les chatons commencent à manger des aliments solides tout en continuant à téter, mais à partir de la douzième semaine le lait maternel n'a plus aucune valeur nutritive.

Il faudra dès la cinquième semaine leur apprendre à boire en laissant un bol d'eau à leur disposition. Vont se développer le goût et l'odorat et dans la préparation des pâtées il faut en tenir compte.

Certains chats aiment le cru, d'autres le cuit. Les habitudes alimentaires sont fixées avant l'âge de six mois, à nous de les connaître, de les comprendre.
Si l'alimentation est bien équilibrée, les os seront de bonne qualité et le chat sautera sans problème sur des pattes solides.
Si la palpation révèle la moindre douleur, il faut immédiatement consulter un vétérinaire. Seule une radiographie peut mettre en évidence les défauts.
Attention aux excès... si un chaton est boulimique, il faut le vermifuger.
Un régime «tout viande », déminéralisé, riche en foie ou en poisson gras entraîne un excès de vitamine A.
L'excès de calcium provoque des lésions autour de la colonne vertébrale avec douleur et raideur.
Les os seront de meilleure qualité si le chaton bouge, aussi il faut lui apprendre à jouer avec un bouchon, une petite boule de papier d'aluminium...

L'homéopathie peut rectifier quelques malaises parfois rencontrés chez des chatons.

- **Calcarea carbonica 9 CH** : trois granules par jour pendant un mois - si le chaton a poussé trop vite, présente un gros ventre avec des alternances de constipation et de diarrhée et si la peau est recouverte de croûtes.

- **Silicea 7 CH** : trois granules par jour pendant un mois – si les pattes sont peu solides et que le chaton recouvert de croûtes garde un aspect maladif.

On peut faire préparer une poudre qui sera donnée pendant toute la croissance. Ses consti-. tuants homéopathiques régularisent la fixation du calcium:

- **Calcarea carbonica 3 X**)
- **Calcarea phosphorica 3 X**) Une mesure avant les deux repas
- **Calcarea fluorica 3 X**)

Ne pas oublier la levure de bière, les flocons de céréales, le persil... et les propriétés reminéralisantes de la Prêle.

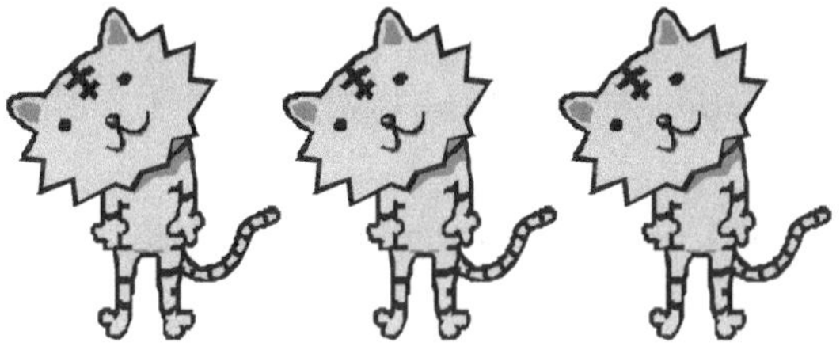

DENTS (problèmes de)

Ces ravissantes petites aiguilles qui ornent la bouche de nos chers petits ont bien des problèmes en cette fin de XXe siècle.

Le chaton a 26 dents. Les incisives et les crocs de lait apparaissent dès la troisième semaine. A six semaines, la dentition de lait est terminée.

Dès le quatrième mois apparaissent les incisives adultes, à cinq mois les crocs, et au plus tard à sept mois, la dentition adulte est terminée et le chat possède en général 30 dents.

Il peut arriver que le changement des dents entraîne un état de nervosité extrême et très probablement des douleurs.

- **et 7 CH**, trois granules deux ou trois fois par jour, aidera à passer ce mauvais moment.

Il faut vérifier les dents d'un chat au moins une fois par semaine, surveiller que rien ne bouge, qu'il n'y a pas trop de tartre, de trou dans l'émail et que le jaunissement n'est pas trop avancé.
En cas de doute, il ne faut pas hésiter à demander l'avis du vétérinaire.

Certes, un nettoyage hebdomadaire à l'eau argileuse est indiqué, mais peu nombreux sont les chats qui acceptent ce genre de soin.

Après un détartrage ou une intervention sur les dents, il faut donner pendant trois jours :

- **Arnica 9 CH**,
- **Hypericum 9 CH**, trois granules matin et soir de chaque.

L'alimentation joue un rôle incontestable pour la dentition - et pourtant quel est l'aliment idéal : les mulots chassés dans le jardin, les boîtes sophistiquées, la viande blanche ou rouge... ou les aliments secs de bonne qualité ? C'est une question à laquelle il est impossible de répondre et d'autant moins que la qualité des dents semble liée à la race, à l'hérédité, au mode de vie.

Chez des animaux qui ont été malheureux dans leur enfance et mal nourris, il est bon de faire des cures de :

- **Calcarea fluorica 7 CH** : trois granules par jour pendant un mois.

DIABÈTE

Pomponette, de père européen du Nord et de mère européenne du Lot, a fêté ses 18 ans dont dix ans de diabète découvert au hasard d'une analyse de sang parce que, malgré son appétit d'ogre, elle avait perdu du poids. Pomponette a bien supporté son régime, son traitement homéopathique et son traitement allopathique. Elle garde bon pied, bon œil, joue avec sa balle... et ne souhaite rien d'autre que de pouvoir informer tous les chats diabétiques qu'ils peuvent s'en sortir.

On sait depuis plusieurs années que les chats peuvent souffrir de diabète dû à un dérèglement du pancréas.
C'est à partir d'un examen de sang, fait sur un chat à jeun et non anesthésié qu'on constate l'augmentation du taux de sucre.
Quelles sont les causes? L'alimentation déséquilibrée et trop riche, l'hérédité, les traitements par les hormones ou les corticoïdes...
L'homéopathe doit, bien sûr, ne rien négliger afin de prescrire un traitement.

Souvent, au début, le chat maigrit tout en mangeant beaucoup, boit et urine anormalement.
Le diabète non traité peut conduire à la mort alors qu'un traitement bien conduit a prolongé Pomponette et combien d'autres pendant de nombreuses années. Certes il faut accepter la contrainte des injections d'insuline et habituer le malade à ces manipulations - en sachant que le chat supporte mal les hypoglycémiants.

Peu de chats refusent les piqûres, s'ils sont bien préparés, installés sur une table, le nez près de la gamelle. Pour les maîtres, les piqûres doivent être faites à la même heure, le matin de préférence.
Le traitement sera accompagné d'un régime strict, sans petites gâteries sucrées, et deux repas seront donnés à heures fixes.

Il faudra vérifier, avec un papier spécial qu'on imbibe d'urine, si la quantité d'insuline injectée est la bonne... la couleur du papier donne l'alarme, car trop d'insuline est aussi dangereux que pas assez.

Un traitement homéopathique doit accompagner l'insuline:

- **Sulfur 9 CH** : cinq granules les dimanches pour les chats gras.
- **Lycopodium 9 CH** : cinq granules les dimanches pour les chats maigres, avec :

- **Phosphoricum acidum 5 CH** : trois granules le matin, et :
- **Chionanthus 5 CH** : trois granules le soir.

Chez les animaux âgés, quand le diabète s'accompagne de désordres hépatiques et rénaux, on peut ajouter : **Rosmarinus ID** : quelques gouttes par jour, dix jours par mois.

DIARRHÉE

Plock, vers deux heures cette nuit, a un peu bousculé la lampe de l'entrée... Quelques kilos de bonne porcelaine qui s'écrasent, cela fait du bruit et Plock a eu peur... aussi, au matin, les crottes déposées au fond de la baignoire n'avaient pas fière allure. Cette grande brute est un tendre dont les intestins réagissent mal au stress.

Chez d'autres **une diarrhée peut être due** :
- à l'ingestion d'aliments avariés,
- à un coup de froid,
- à des parasites,
- à une intoxication médicamenteuse,
- à des germes ou à des virus.

Avant d'administrer les médicaments homéopathiques, il faut bien préciser la cause probable et vérifier l'aspect des selles... et ne jamais hésiter à laisser le malade à la diète pendant vingt-quatre heures.

Dans tous les cas, ***on donne trois granules trois ou quatre fois par jour jusqu'à gué rison.***

La diarrhée est consécutive à un repas trop copieux ou à l'ingestion d'aliments indigestes :

- **Podophyllum 5 CH,**
- **Aloe 5 CH**

Les selles sont recouvertes de glaires :

- **Mercurius solubilis 5 CH** (penser au vermifuge).

Les selles contiennent du sang :

- **Mercurius corrosivus 5 CH** (penser à vérifier l'état de l'anus).

Les selles sont émises en plusieurs fois et avec douleur :

- **China 5 CH,**
- **raconte 5 CH.**

La diarrhée semble consécutive à une émotion, à une peur, à une contrariété :

- **Gelsemium 9 CH.**

Le malade vomit :

- **Arsenicum album 5 CH.**

La diarrhée est due à l'absorption de lait de vache chez les chatons :

- **Argentum nitricum 5 CH,**
- **Podophyllum 5 CH.**

Si ces médicaments homéopathiques correspondent bien aux symptômes présentés par le malade, ils agissent en quelques heures.

Si les troubles persistent, il est indispensable de consulter un vétérinaire.

Attention : une diarrhée mal soignée peut devenir chronique et être alors le témoin d'une maladie organique grave. Attention aussi si le malade est fiévreux, abattu et si les selles contiennent du sang.

Certains animaux sont coutumiers du fait. Il faudra leur donner de temps en temps quelques gouttes de :

- **Potentilla anserina TM**, et ce pendant cinq jours.

Attention aux fleurs, aux plantes vertes, aux produits d'entretien... le chat des villes est fragile.

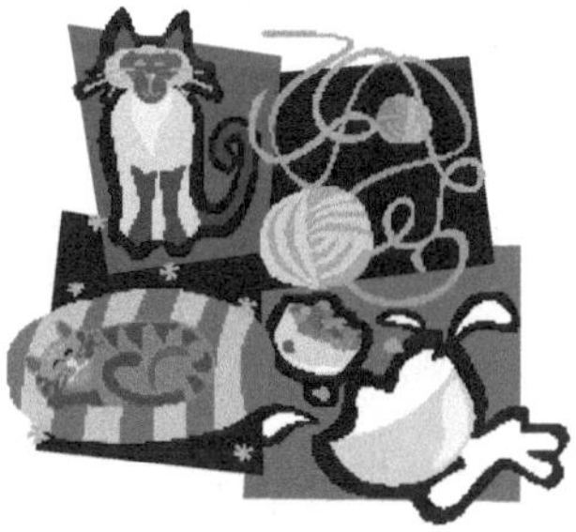

DOULEUR

Romarin, mon ami, c'est toi qui m'as appris qu'un chat peut rester silencieux et souffrir. Je posais mes mains sur tes plaies douloureuses et nous nous regardions longuement, intensément, car je voulais arracher le mal. Quand les soins enfin étaient finis, tu posais ta tête contre mon bras et j'attendais un petit ron-ron pour te mordiller l'oreille.

Le bonheur, pour celui qui soigne, c'est de pouvoir soulager celui qui souffre... chasser la douleur quelle que soit sa cause et sa localisation.
Un os cassé, une arête au fond de la gorge, un ongle arraché, des gaz dans l'intestin... tout cela fait mal.

Mais comment ignorer ceux qui souffrent dans leur cœur blessé: les abandonnés, les rejetés, les incompris, les mal-aimés. Un animal n'est pas un caprice, c'est un partage d'amour... si « VOUS » ne vous sentez pas capable d'aller aussi loin n'en prenez pas.

Le chat aime sa maison... certes, mais il aime ses maîtres et ceux qui le laissent entre ses quatre murs, gamelle bien remplie par la nounou de service, pendant des semaines, ne sont pas dignes de lui - car les douleurs que provoque la solitude sont irréversibles... et ne sont-elles pas parfois la cause de graves lésions organiques?

Les médicaments homéopathiques, donnés dès l'apparition des symptômes, soulageront très rapidement.
La posologie moyenne est de trois granules toutes les deux heures et on espace les prises dès l'amélioration.

Dès l'apparition d'une douleur à localisation peu précise – le malade crie, court dans tous les sens ou se cache, replié sur lui-même :

- **Hypericum 7 CH**
- **et 5 CH**

La douleur semble provenir du ventre : constipation, boules de poil, gaz, difficultés pour uriner :

- **Colocynthis 5 CH**
- **Bryonia 5 CH**

La douleur vient de la tête ou du cou :

- **Ledum palustre 5 CH**

La douleur vient des os :

- **Bryonia 5 CH**
- **Actea racemosa 5 CH**

La douleur est « morale » :

- **Staphysagria 9 CH**

ÉPILEPSIE

Gaucho a fait sa première crise un soir de changement de lune. Toute la famille avait le nez face à l'écran de télévision et Gaucho s'est dressé sur ses pattes, les muscles tendus, la pupille dilatée, un mince filet de salive s'échappant de ses lèvres crispées.

La famille ahurie a fait le calme, baissé les lumières et attendu que le pauvre chat s'écroule sur la moquette souillée par un pipi mal contrôlé.

Le lendemain, le vétérinaire consulté a dit : « Il s'agit probablement d'une crise d'épilepsie, mais nous ne confirmerons que si cela se renouvelle et alors nous donnerons un traitement ».

Gaucho a été câliné, vermifugé, mais trois semaines plus tard, en rentrant de la campagne, cela a recommencé.

Il y a des épilepsies dites « essentielles » dont on ne connaît pas la cause, mais on peut penser à des parasites, à des intoxications, à des traumatismes, même très anciens, à des tumeurs.

Quand un traitement allopathique a été mis en œuvre, il ne faut en aucun cas l'abandonner, mais les médicaments homéopathiques administrés parallèlement évitent les rechutes et stabilisent le malade.

Ils seront donnés en haute dilution, trois granules chaque jour pendant six semaines puis cinq granules deux soirs par semaine, toute la vie durant.

Les crises semblent provoquées par une émotion :

- **Argentum nitricum 9 CH,**
- **Stramonium 9 CH.**

Les crises débutent le plus souvent la nuit :

- **Cuprum 9 CH,**
- **Rana bufo 9 CH.**

Les crises semblent provoquées par un changement de lune :

- **Cuprum 9 CH.**

Les crises semblent consécutives à un traumatisme :

- **Arnica 9 CH.**

Chez les animaux non castrés, les crises semblent en relation avec une excitation sexuelle:

- **Rana bufo 9 CH.**

Si avant les crises le malade est nerveux, agité, agressif :

- **Rana bufo 9 CH.**

Si le malade bave pendant la crise :

- **Cuprum 9 CH.**

S'il grince des dents :

- **Rana bufo 9 CH.**

Chez les animaux nerveux et même agressifs, on peut donner en plus **Lithium oligo-élément**, deux ampoules par semaine ou quelques gouttes de **Tilia tomentosa bourgeons ID**.

Chez les jeunes animaux, les crises convulsives sont parfois secondaires à des troubles qu'il suffit de bien traiter pour que tout rentre dans l'ordre.

S'il y a des vers :

- **Cina 9 CH.**
-

S'il s'agit de traumatismes :

- **Arnica 9 CH.**
-

S'il s'agit d'une carence en calcium :

- **Calcarea fluorica 7 CH.**

S'il s'agit d'une otite parasitaire :

- **Arnica 9 CH.**

Si le chaton est particulièrement nerveux :

- **et 9 CH.** ou
- **Valeriana 9 CH.**

Tous ces médicaments sont administrés une fois par jour, trois granules, jusqu'à cessation des troubles.

ESSOUFFLEMENT

Ce n'est pas une maladie mais un symptôme qui, souvent, inquiète les maîtres, surtout lorsqu'il apparaît sans crier gare.
Un examen des poumons et du cœur sera indispensable, mais en cas de crise l'homéopathie peut apporter un net soulagement:

Après un effort :

- **Arnica 9 CH,**
- **Crataegus 5 CH.**

Après l'ingestion trop rapide d'un repas trop copieux :

- **Carbo vegetabilis 5 CH.**

Après un énervement :

- **Ignatia 9 CH.**

Après une émotion ou une peur :

- **Gelsemium 9 CH.**

A la campagne, quand le temps est humide et brumeux :

- **Natrum sulfuricum 5 CH.**

Tous ces médicaments seront donnés à raison de trois granules toutes les deux heures. On cesse quand tout va bien.

ÉTERNUEMENTS

Un petit « atchoum » par-ci, par-là, ce n'est pas bien grave... mais si le nez et les yeux coulent, que le minou boude sa gamelle et que, fiévreux, il se terre dans un coin... alors attention au coryza.

L'odeur de peinture, la poussière, les fleurs, les produits d'entretien, et même la litière peuvent être à l'origine de ces éternuements ennuyeux mais sans gravité.

- **Allium cepa 5 CH**, trois granules toutes les demi-heures, va très vite soulager « l'allergie ».

Si le nez et yeux coulent :

- **Euphrasia 5 CH,** trois granules trois ou quatre fois par jour.

Si on a tout lieu de craindre un refroidissement :

- **Sabadilla 5 CH.** trois granules trois fois par jour

Et si on a peur du coryza, donner au plus vite :

- **Influenzinum 9 CH,** une dose ou dix granules.

EXCITATION SEXUELLE

Qu'ils sont poignants ces hurlements de matou appelant une femelle et ces miaulements de chatte qui traduisent toute la douleur du monde !
Bien sûr, castration et ovariectomie remédient à tout cela mais pour les autres, ceux que l'on destine à la reproduction, comment peut-on les soulager ?

L'homéopathie ne constitue pas une solution miracle, mais elle permet de retrouver l'équilibre et d'oublier le mal d'amour.

Pour les mâles :

- **Cantharis 7 CH**
- **Rana bufo 7 CH** – trois granules de chaque matin et soir, jusqu'au soulagement.

Pour les femelles :

- **Platina 9 CH**, trois granules au coucher et même 15 CH pour les siamoises.
- **Origanum 7 CH**
- **Murex 5 CH**, trois granules de chaque trois ou quatre fois par jour pendant toute la durée des chasses.

Quand les femelles sont agressives :

- **Hyosciamus 9 CH**, 3 granules le soir.

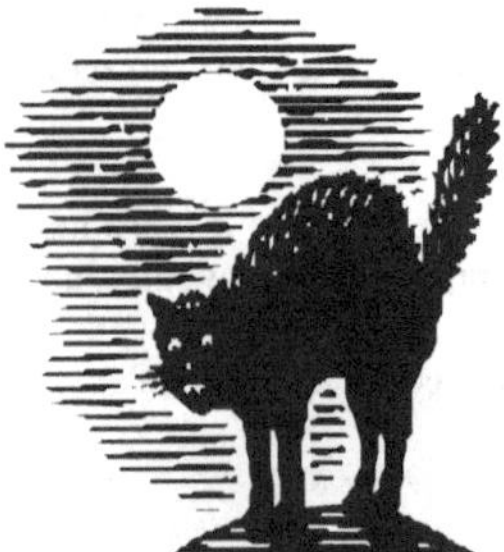

FIÈVRE

Pour un homéopathe, la fièvre constitue un bon signe, car elle indique que l'organisme se défend contre un ennemi qu'il faut dès lors surveiller.
Prendre la température de Plick est une gageure, même avec un thermomètre minuscule, même en l'installant sur le lit, même en la couvrant de bisous ou d'injures... en fait quel chat aime nous voir violer son intimité ?

Alors, posez le bout des doigts sur la face interne des cuisses et appréciez la température de cet endroit généralement tiède (la température rectale normale d'un chat oscille entre 37° 5 et 38° 5). Si vous avez l'impression que c'est très chaud, inquiétez-vous. Une gorge rouge est souvent un signe de fièvre.

A partir de ce moment, observez le comportement du malade, sa recherche du chaud ou du froid, ses attitudes, la couleur et l'odeur de ses urines...
A-t-il de la diarrhée ou cherche-t-il à vomir ?
En homéopathie, le moindre petit signe a une grande importance, car c'est lui qui oriente vers le médicament qui soulagera.

La fièvre est apparue brutalement, sans raison apparente... mais «cache» quelque chose :

- **Aconit 5 CH.**

Le malade semble agité, le poil est hérissé et terne. On donne immédiatement trois granules toutes les demi-heures jusqu'à amélioration.

Si la gorge et les conjonctives sont rouges, on ajoutera :

- **Belladonna 5 CH**, trois granules au moins quatre fois par jour.

Pour les malades qui ont accepté le thermomètre, **si la température est supérieure à 39°,** on donnera :

- **Sulfur iodatum 5 CH**, trois granules toutes les deux heures jusqu'à ce que tout rentre dans l'ordre.

Mais attention: si la fièvre persiste, elle peut être le signe d'une infection, d'une maladie virale, d'une hépatite, d'une néphrite ou d'une métrite et un vétérinaire doit être consulté au plus vite.

FLATULENCES

« J'ai des gaz plein l'intestin », assure Titi à ses copains. Il rentre de chez le vétérinaire qui a tiré une radio et déterminé ainsi le pourquoi des douleurs. Titi mange mal, fait de toutes petites crottes semi-liquides et vit recroquevillé dans son coin, comme pour soulager la douleur.

Les causes de ce désordre :

L'alimentation mal équilibrée ou trop froide, les extras trop gras, la crème de marron volée dans la poubelle, les feuilles de la nouvelle plante verte…

L'intestin d'un chat est un tiroir où chaque aliment doit trouver la bonne place... on ne peut en aucun cas y introduire n'importe quoi.

Les médicaments homéopathiques :

- **Colocynthis 7 CH** : trois granules toutes les deux heures, soulageront la douleur. Mais si le chat est coutumier du fait, il faudra faire des traitements réguliers, par exemple dix jours par mois, et remplacer l'eau de boisson par de l'eau argileuse.
-
- **Lycopodium 7 CH** : trois granules au coucher.
- **Raphanus 5 CH** : trois granules avant les deux repas si le chat a le ventre ballonné après avoir mangé, et s'il est constipé.
- **Carbo vegetabilis 5 CH** : trois granules avant les deux repas si le chat est ballonné parce qu'il mange trop et trop vite et s'il a mauvaise haleine. Les flatulences sont parfois accompagnées de crises d'asthme.

FOIE (maladie du)

Chat avec pedigree ou chat trouvé dans une poubelle, chat à poil long ou à poil court, chat des villes ou des campagnes, chat à peine sorti de l'adolescence ou chat du troisième âge... tous peuvent subir, un jour ou l'autre, la très mauvaise humeur de leur foie.

Avec les médicaments de la trousse de santé on pourra soulager le petit malaise passager, mais pour redonner à cet organe essentiel, mais fragile toutes ses fonctions, l'interrogatoire du vétérinaire homéopathe est indispensable.

Alors, ce chat, que mange-t-il, comment sont ses pipis et ses crottes, comment et où dort-il, quel est son caractère, boit-il un peu, beaucoup ou pas du tout, aime-t-il le sucré, le salé... ?

L'interrogatoire terminé, commence le jeu de l'examen clinique : debout, couché, on tâte, on appuie ici et là, on ouvre la bouche, on respire l'haleine, et on admire la langue et les dents, on apprécie le blanc de l'œil et l'aspect du poil... avec un peu de chance c'est fini... Non... il faut encore une prise de sang et une radio.

Et l'attente commence... tout le monde s'attend au pire : une hépatite, une cirrhose, une tumeur... Non, c'est une première alerte avec un foie boudeur. Il faudra surveiller le régime et « drainer » l'organe fatigué avec quelques gouttes de produits naturels... mais à la prochaine alerte, il faudra peut-être pousser plus loin les investigations.

Le chat est nerveux, autoritaire, susceptible, de mauvaise humeur. Son appétit est capricieux et après les repas l'abdomen ballonné laisse entendre des «gargouillis». Il est souvent constipé et alors la peau est sèche et le poil cassant, terne :

- **Lycopodium 7 CH**, trois granules le soir jusqu'à amélioration des troubles.

Le chat est un gros mangeur, sédentaire. il vomit surtout le matin. La constipation peut se prolonger pendant trois ou quatre jours et le malade alors bâille et regarde ses flancs ballonnés. Il a la griffe très facile et ne supporte pas la moindre contrariété:

- **Nux vomica 7 CH**, trois granules le soir jusqu'à amélioration.

Le chat est un « grand sentimental » qui miaule la nuit et ne peut trouver sa place. Il aime les caresses et c'est alors qu'on sent une grande sensibilité au niveau de la colonne vertébrale.

Il aime le salé et les « crises de foie» sont précédées par une grande soif d'eau froide, prise directement au robinet - et par une petite diarrhée :

- **Phosphorus 7 CH**, trois granules le soir jusqu'à amélioration.

Le chat est mal dans ses poils. Il présente des alternances de constipation et de diarrhée. IL cherche à se gratter, à s'arracher les poils:

- **Chelidonium 5 CH**, trois granules avant les deux repas jusqu'à amélioration.

Chez les chats coutumiers de ces « désordres hépatiques» on pourra donner, en alternance, dix jours par mois :

- **China 5 CH**, trois granules le matin,
- **Solidago 5 CH**, trois granules le soir.

On peut avoir recours aux plantes pour nettoyer les « canalisations» des hépatiques »:

- **Rosmarinus 3 X,**
- **Boldo TM,**
- **Juniperus communnis 3 X.**

On donnera cinq gouttes de chaque produit chaque jour, en cures de dix à quinze jours.

FRACTURES

Je l'ai vu venir du bout du ciel. Il s'est posé doucement sur le rebord de la fenêtre, repliant ses ailes, comme pour retrouver son souffle... J'étais sur le fauteuil, devant la fenêtre ouverte... J'ai fixé l'oiseau, bandé mes muscles, senti que chacune de mes griffes répondait à mon appel... chaque minute me semblait lourde...
Le pigeon est retourné vers l'espace et deux heures après je me suis retrouvé assommé sur une table de radio, les os de la patte arrière éclatés.
« C'est une fracture grave », a dit le vétérinaire. « Nous opérerons demain matin ».
J'ai passé la nuit sur des couches-bébé. Les jours passent, j'ai encore un peu mal... en choisissant nos maîtres, nous devrions leur demander à quel étage est leur appartement.

Dans la trousse de santé figurent en bonne place les remèdes qui sont à administrer dès l'accident :

- **Arnica 9 CH**, trois granules toutes les demi-heures, soulage la douleur.

Qu'il y ait ou non intervention, il faut **aider la réparation de la fracture** :

- **Calcarea phosphorica 9 CH**, trois granules le soir et :
- **Symphytum 5 CH**, trois granules le matin - pendant un mois.

Pour soulager la douleur persistante :

- **Arnica 9 CH**, trois granules trois fois par jour,
- **Ruta 5 CH**, trois granules matin et soir pendant dix jours.

On pourra remplacer l'eau de boisson par une décoction légèrement sucrée de prêle des champs.

Dans la nature, les animaux à qui cela arrive se plongent dans les eaux argileuses...

GASTRITE

Tout a commencé en fin d'après-midi de ce dimanche de mai, alors que je terminais ma sieste. J'ai cru que tout mon intérieur prenait feu. J'ai voulu miauler mais aucun son n'a franchi ma gorge. J'ai couru dans tous les sens, me roulant en boule sur le carrelage frais. Quand j'ai commencé à vomir, une mousse blanchâtre, amère, mes maîtres ont pris peur... et le vétérinaire consulté en urgence a affirmé: « C'est une gastrite. Mizou a goûté les feuilles des géraniums et les constituants chimiques ont irrité la muqueuse de son estomac. En quarante-huit heures tout sera rentré dans l'ordre ».

Tout peut provoquer une gastrite et c'est vous, chers maîtres, qui devez vous montrer vigilants. Sont dangereux les produits chimiques avec lesquels vous nettoyez éviers et baignoires, les peintures fraîches, beaucoup de plantes d'appartement, les morceaux de moquette, les petits rubans de plastique destinés à fermer vos poubelles... mais aussi vos restes trop épicés, vos fromages trop forts, ou quand, par manque de temps, vous nous donnez une nourriture trop froide ou trop chaude.

Le vétérinaire prescrit des antivomitifs ou un pansement gastrique que le malade le plus souvent refuse.

L'homéopathie, bien et vite prescrite, apportera un soulagement rapide et efficace :

- **Colocynthis 9 CH**, trois granules toutes les demi-heures si le malade est replié sur lui-même.

Le ventre est ballonné et une petite diarrhée accompagne les vomissements :

- **Bismuthum 5 CH**, trois granules toutes les demi-heures. On cesse dès l'amélioration.

On peut continuer le traitement pendant deux ou trois jours pour éviter les récidives.

Ces médicaments peuvent être associés aux pansements gastriques ou aux antivomitifs allopathiques.

Si la gastrite semble consécutive à une intoxication, donner immédiatement :

- **Nux vomica 7 ou 9 CH**, trois granules toutes les demi-heures.

Une gastrite, non ou mal soignée, peut devenir chronique...

Attention: l'état général se détériore vite car le malade souffre.

HALEINE FÉTIDE

Aimer son chat c'est le caresser, l'embrasser, mais aussi respirer l'odeur de son poil et celle de sa bouche. Pourquoi ? Parce que quand l'organisme est déréglé, l'haleine devient fétide.

Un chat qui ne mange que des boîtes ou de la viande rouge n'a pas très bonne haleine... mais il suffit de modifier le régime et tout rentre dans l'ordre.

Le tartre, les caries, les gingivites, les stomatites sont une cause de mauvaise haleine. C'est pour cette raison qu'il faut régulièrement ouvrir la bouche de votre chat et vérifier avec l'aide d'une lampe électrique que tout est en ordre. Si quelque chose semble anormal, il ne faut pas hésiter à demander l'avis d'un vétérinaire.

Un chat parasité peut aussi avoir mauvaise haleine... mais en même temps, le poil est terne, cassant... il tourne autour de sa queue, est nerveux, boulimique... et se gratte un peu partout. Dans ce cas il faut vermifuger et donner, pendant cinq ou six dimanches de suite:

- **Cina 7 CH,** une dose-globule ou dix granules, pour éviter les ré-infestations trop rapides.

Mais attention... si l'haleine est fétide, si le chat boit beaucoup et souvent, il faut penser à une augmentation du taux d'urée (voir chapitre *Urée, problèmes de Reins*) et donner immédiatement

- **Apocynum 5 CH**, trois granules avant les deux repas.

Une prise de sang confirmera cette perturbation et seul un vétérinaire pourra établir l'ordonnance indispensable.

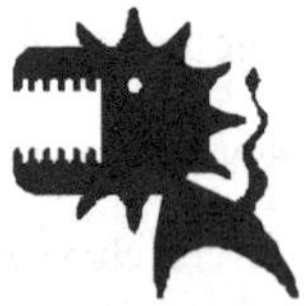

HÉMORRAGIE

D'où qu'elle vienne et quelle qu'en soit la cause, une hémorragie est toujours à prendre au sérieux et le plus vite possible.
Dans la trousse de santé on choisira les médicaments qui limiteront les dégâts en attendant le verdict du vétérinaire si le saignement s'obstine.

S'il s'agit d'un accident avec coupure, ou déchirure :

. Poser sur la plaie une compresse imprégnée d'hémostatique acheté en pharmacie (liquide ou pommade) ou imprégnée de Calendula TM.

. Donner **China 7 ou 9 CH**, trois granules toutes les dix minutes, en attendant le vétérinaire.

Si l'hémorragie vient des voies urinaires ou de l'appareil génital :

. Chez le mâle: pensez à donner **China** 7 ou **9 CH** et **Berberis 5 CH**, trois granules en alternance toutes les demi-heures.

. Chez la femelle où il faut penser à une métrite hémorragique, donner **China 7 ou 9 CH** et **Millefolium 5 CH** en alternance toutes les demi-heures.

Si l'hémorragie vient de l'intestin :

. Donner **China 7 ou 9 CH** et **Phosphorus 9 CH** en alternance toutes les demi-heures.

Si l'hémorragie vient du nez :

. Donner **Arnica 9 CH** et **China 7 ou 9 CH** en alternance toutes les demi-heures (ne jamais exclure un traumatisme que le chat peut se faire en jouant).

Si l'hémorragie vient de la bouche :

. Donner **China 7 ou 9 CH** et **Mercurius solubilis 5 CH**, trois granules en alternance toutes les demi-heures... mais penser à vérifier les dents, les gencives et le palais.

Certains animaux saignent plus que d'autres et pour les maîtres, c'est l'angoisse... surtout à la campagne. A ceux-là, on pourra donner les veilles de week-end, ou avant toute intervention chirurgicale, une dose-globule ou dix granules de **Phosphorus 9 CH**.

INSOMNIE

Les chats aiment la nuit; à la campagne ils chassent, en appartement ils guettent, jouent, miaulent, et parfois dans la plus grande béatitude, renversent un vase ou bousculent quelques bibelots.

Très jeunes, on peut les habituer à dormir dans une pièce mais quand on partage tout, y compris le lit, cela pose parfois des problèmes.

Problèmes pour ceux qui trop brutalement réveillés ne peuvent se rendormir et maudissent leurs chers petits... problèmes pour les voisins... Leur permettre de regarder la télévision très tard est une solution, jouer avec eux jusqu'à épuisement en est une autre... les aider à trouver le sommeil avec quelques médicaments homéopathiques nous semble raisonnable et mérite d'être essayé :

- **Coffea 9 CH**, trois granules le soir pour les animaux qui commencent à s'agiter vers cinq heures du matin et qui sont très sensibles aux bruits
- **Valeriana 9 CH**, trois granules le soir pour les animaux très agités, qui ne trouvent pas « leur place» et qui ont un appétit capricieux.
- **et 9 CH**, trois granules le soir pour les animaux coléreux et qui commencent à s'agiter quand toute la famille se couche.

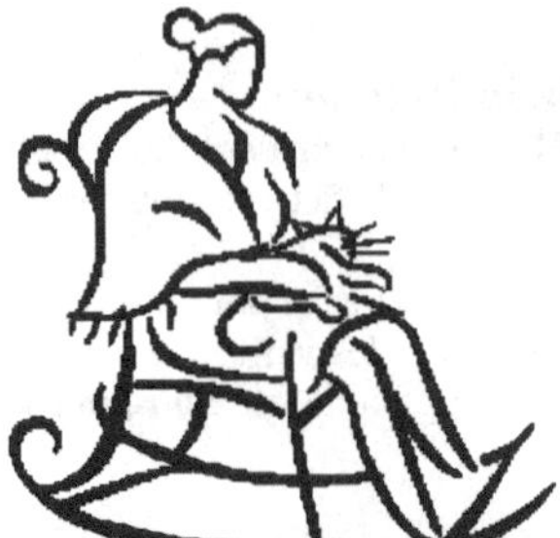

INTOXICATIONS ET EMPOISONNEMENTS

Le chat est un gourmet et ne mange que ce qui lui paraît bon... mais comment lui apprendre la toxicité de certaines plantes ou fleurs, de certains produits d'entretien, de certaines souris nourries à la « mort-aux-rats », de certains insecticides, de certains médicaments, de certaines boîtes mal conservées ?

A la campagne, les chats peuvent s'intoxiquer avec des pesticides (tue-limaces et antirongeurs) sur lesquels ils marchent... ils avalent les produits en faisant la toilette de leur poil et de leurs pattes.

Si on soupçonne un empoisonnement, il faut surtout ne jamais perdre la tête, appeler immédiatement un vétérinaire ou un Centre antipoison, si on a pu mettre en évidence le produit toxique. On peut donner **Nux vomica 7 CH** toutes les dix minutes, mais surtout pas d'eau salée ou de lait, et ne pas chercher à le faire vomir.

LES PRODUITS TOXIQUES

Le **métaldéhyde contenu dans le tue-limaces** est tout particulièrement dangereux pour le chat. Il marche sur les surfaces traitées puis se lèche les pattes. L'intoxiqué salive abondamment et présente des tremblements musculaires. Il titube. On pourra donner:

- **Strychninum 15 CH**, une dose-globule ou dix granules, puis
- **Zincum 9 CH**, trois granules toutes les deux heures, jusqu'à amélioration.

Le chat peut s'intoxiquer avec de la « mort-aux-rats » quand il joue avec des souris imprégnées de poison. L'intoxiqué vomit et émet des selles liquides contenant du sang. Ses muqueuses sont pâles et il respire difficilement. A la vitamine K1, on associera :

- **Phosphorus 9 CH** et
- **China 9 CH**, trois granules de chaque quatre ou cinq fois par jour jusqu'à amélioration.

Pour une intoxication par des aliments avariés : faire avaler quelques gouttes de **Calendula TM** dans un peu d'eau tiède et donner en alternance trois fois par jour:

- **Arsenicum album 5 CH**, trois granules
- **Nux vomica 9 CH**, trois granules.

Pour toute intoxication médicamenteuse, donner :

- **Nux vomica 9 CH**, trois granules toutes les deux heures et cesser dès l'amélioration.

Attention aux insecticides et tout particulièrement au lindane. Quand un chat vit avec un chien, attention aux poudres à puces, aux colliers antiparasitaires et traiter le chien à l'extérieur.

Attention aux médicaments... comme il peut être agréable de jouer avec des pilules...

Attention aux produits ménagers, aux peintures fraîches, au white-spirit, à l'antigel.

Les produits avec lesquels nous nettoyons éviers et baignoires peuvent être toxiques, aussi faut-il toujours rincer abondamment.

LES PLANTES TOXIQUES

Une vingtaine de plantes vertes sont toxiques pour nos chats - et il nous a semblé indispensable de vous en donner la liste.

Les accidents graves sont rares car le chat a un sixième sens qui le protège.

Sont dangereuses les baies, les feuilles, les tiges ou le latex. Les chats privés d'herbe à chat ou qui s'ennuient aiment bien mordiller nos plantes, se frotter contre leurs feuilles... ainsi surviennent des accidents de toute sorte, au niveau des yeux, de la peau, du tube digestif.

Principales plantes toxiques :

Dieffenbachia
Philodendron
Ficus
Caoutchouc
Croton
Poinsettia
Laurier rose
Rose de Noël
Pommier d'amour
Plantes à bulbes

Plantes dont la sève ou le latex peuvent irriter et brûler les yeux ou la peau :

LES ARACÉES :

Dieffenbachia
Philodendron
Xanthosoma
Zantedeschia
Monstera
Anthurium
Arisaema
Caladium
Alacasia

Plantes dont la sève ou le latex peuvent irriter et brûler les yeux ou la peau :

LES ARACÉES :

Dieffenbachia
Alacasia
Anthurium
Arisaema
Caladium
Zantedeschia
Xanthosoma
Philodendron
Monstera

LES EUPHORBIACÉES

Poinsettia
Croton
Pedilanthus

LES FICACÉES

Caoutchouc
Ficus

Plantes dont le contact provoque des dermites allergiques :

LES AMARYLLIDACÉES :

Allamanda
Narcisse
Jonquille
Amaryllis
Clivia
Crinium
Hippeasthum

LES TILIACÉES

Sparrmania, le tilleul d'appartement

LES COMPOSÉES

Chrysanthème

LES PRIMULACÉES

Primevère

LES LILIACÉES

Tulipe
Chlorophytum
Jacinthe
Sanseveria

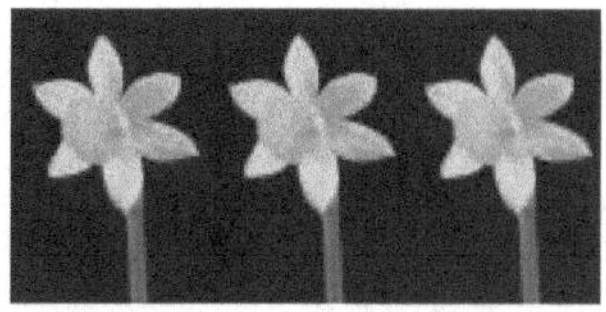

Plantes dont l'ingestion provoque des troubles digestifs :

Aracées
Liliacées
Amaryllidacées
Aucuba
Mimosa du Japon
Allamanda
Euphorbiacées
Cyclamen
Ficus
Gui
Houx
Rhododendron
Azalée
Jequirity
Pommier d'amour

Plantes dont l'ingestion provoque des troubles graves :

- Troubles rénaux :

Philodendron
Ficus

- Troubles cardio-vasculaire :

Cyclamen
Gui
Jequirity
Rhododendron

- Troubles nerveux :

Amaryllidacées
Gui
Volubilis
Jequirity
Mimosa du Japon
Philodendron
Rhododendron
Pommier d'amour

JALOUSIE

La jalousie n'est pas une maladie. Pourtant certaines de ses manifestations peuvent entraîner une pathologie.

Après tout, si les hommes sont malades d'amour ou de jalousie... pourquoi pas les chats ? Et ils en ont des motifs pour cela ! Le nouvel amant de leur maîtresse, qui avoue ne pas aimer les chats, le bébé nouveau venu qui pleure toute la nuit, ce nouveau chat ramassé au pied d'un arbre et que tout le monde admire et cajole, ces oiseaux ridicules achetés au marché qui s'agitent sans cesse et qu'on ne peut même pas approcher et cette boule de poil qu'on appelle chien et qui ne pense qu'à jouer...

Elle pèse des tonnes cette douleur au creux de notre estomac. Que faire alors ? Refuser de manger ou voler tout ce qui traîne, faire pipi sur le tapis et crotter sur le canapé, déchirer les rideaux, sortir les griffes au moindre attouchement, bouder, miauler à la mort...

L'homéopathe consulté tente de se transformer en psychiatre... mais comment lui faire comprendre notre détresse de jaloux ?
Quelques granules bien prescrits peuvent néanmoins soulager le désespéré, mais le maître doit simultanément changer son attitude et surtout simplement, chaque jour, exprimer son amour sans faille.
On choisit les dilutions 9 ou 15 CH, cinq granules chaque soir pendant trois semaines puis deux soirs par semaine, puis dix granules deux soirs par semaine, jusqu'à ce que l'équilibre soit retrouvé.

Si la jalousie se manifeste par de l'agressivité et le désir de tout détruire :

- **Hyosciamus.**

Si le jaloux attaque le nouveau venu :

- **Apis**

Si le jaloux miaule, griffe... devient boulimique :

- **Nux vomica**

Si le jaloux se cache, refuse caresse et nourriture :

- **Lachesis**

Notons que la jalousie peut être silencieuse mais provoquer des chutes de poils, des démangeaisons, des troubles de l'appétit, des vomissements...

Quand on est chat on s'exprime comme on peut !

LEUCOSE

C'est une maladie à virus, connue depuis 1967, et qui fait bien des ravages chez les chats qui vivent en communauté, ou chez nos chats des villes qui, en fin de semaine, rencontrent leurs amis de la campagne.

Pour dépister la maladie, il existe des tests que demandera votre vétérinaire, dès qu'un chat présente une maladie récidivante ou mal expliquée.

Un chat est « positif » :

S'il vit seul et qu'il semble en bonne santé, il faudra chercher à augmenter ses défenses naturelles :

- **Thymuline 9 CH**, cinq granules deux soirs par semaine et
- **Cuivre -Or-Argent,** une mesure deux matins par semaine.

S'il vit en communauté, il faut l'isoler, et comme précédemment augmenter ses défenses naturelles.

Les chats « positifs » ne présentent aucun danger pour l'homme Des vaccins ont inondé le marché. Que faut-il en penser ? TI est trop tôt pour confirmer leur efficacité mais si leur injection doit rassurer les maîtres, nous ne devons pas hésiter.

Les chats se contaminent entre eux, par la salive, les larmes, les urines, le lait, le sang... mais aussi par le placenta.

En 1987, une autre maladie dite F .T.L. V. ou F.I.V. s'est attaquée à nos chats. Elle provoque anémie, fièvre persistante, hypertrophie des ganglions, diarrhée, troubles nerveux et cutanés. On ne connaît pas son mode de transmission; aussi n'a-t-on aucun moyen de prévention.

MAL DES TRANSPORTS

Je n'oublierai jamais mon premier voyage en voiture, raconte Plock. On m'avait acheté une superbe cage en grillage pour que je puisse admirer la route - le fond moquetté et dur était recouvert d'une serviette de toilette dans laquelle mes griffes s'enfonçaient. Ah ! oui, j'oubliais la petite souris pour me distraire. Tu parles ! comme si, enfermé dans une cage de quelques centimètres carrés, je pouvais avoir envie de jouer. J'ai commencé par miauler, mais on m'a vite fait comprendre que je gênais. Plick, à côté, dans un sac en pseudo-cuir tout fermé, grattait à la porte.

J'ai miaulé de plus en plus fort... sans tenir compte des chansons de Jacques Brel que diffusait le radiocassette.

En fait, je crois bien que j'avais peur. J'avais mal au cœur, mal au ventre... j'ai bien essayé de me retenir. Je me suis tourné, retourné... mais déjà une crotte s'échappait, et s'accrochait à mes pattes, à mon poil... J'ai eu honte et j'ai roulé en boule la serviette éponge pour dissimuler ma détresse... La voiture grignotait les kilomètres. Je ne savais même pas où nous allions - quand, deux heures plus tard, j'ai découvert l'herbe fraîche de mon jardin, j'ai pensé que la liberté valait bien un tel cauchemar.

Les chats voyagent bien, mais nous devons les habituer très jeunes. Pensez à l'angoisse de nos grands-parents quand ils montent pour la première fois en avion ou dans un train à grande vitesse.

Les cages métalliques, les sacs, les paniers, sont affaire de goût. Il peut être dangereux de laisser un chat en liberté dans une voiture. S'il prend peur, il peut vouloir sauter partout ou se réfugier entre les pieds du conducteur et si on ouvre la porte sans y penser, il peut se perdre dans une région inconnue.

Certains animaux pourtant ont le mal des transports. Ils bavent, vomissent, ont de la diarrhée et hurlent pendant tout le voyage.

A ceux-là la veille du départ :
On donnera une dose-globule ou dix granules de

- **Gelsemium 9 ou 15 CH**

Et pendant le voyage:

- **Cocculus 5 CH et**
- **Tabacum 5 CH**, trois granules en alternance toutes les heures

MAMELLES

La nature nous a donné huit mamelons qui savent être cause de soucis plus ou moins graves... et même les femelles des villes, castrées très jeunes, ne sont pas épargnées.

Un maître consciencieux doit surveiller cette grande zone réservée aux caresses. Attention aux mammites, aux abcès, aux tumeurs. Plus vite on intervient, moins grave est le risque et les médecines naturelles savent prouver leur efficacité.

En cas de mammite, les mamelles sont chaudes, rouges, douloureuses :

- **Belladonna 5 CH,**
- **Apis 5 CH,** trois granules de chaque deux fois par jour, en alternance jusqu'à amélioration.

Ne pas oublier les soins locaux avec de l'argile ou de la pommade au Calendula.

En cas d'abcès :

- **Hepar sulfur 7 CH**, une dose-globule ou dix granules pour faire éclater l'abcès et
- **Silicea 9 CH,** trois granules deux fois par jour, jusqu'à l'évacuation totale du pus. p

Si l'on sent de: petits noyaux durs à l'intérieur des mamelons :

- **Conium 5 CH**, trois granules matin et soir jusqu'à leur disparition.

Si les tumeurs mammaires sont petites et l'état général non altéré, il faut essayer un traitement :

- **Baryta carbonica 9 CH**, cinq granules deux soirs par semaine.
- **Asterias rubens 5 CH,**
- **Phytolacca 5 CH,**
  trois granules de chaque, matin et soir, pendant au moins six semaines.

Mais si les tumeurs grossissent il faut consulter le vétérinaire qui seul doit décider de l'intervention chirurgicale.

MÉTRITE

Moumouche se réveille un matin, tremblante de fièvre, le ventre ballonné, douloureux, les poils de la queue et des pattes arrières collés, malodorants. Sur son coussin un liquide épais, sanguinolent, a laissé de larges traces.

Le vétérinaire est affirmatif : « C'est une métrite, c'est-à-dire une infection de l'utérus. »
Moumouche a dix ans. Elle n'est pas castrée et, pour diminuer l'intensité des chasses on lui donne la pilule depuis des années.
Cette première alerte n'est pas trop grave mais à la moindre récidive il faudra opérer au plus vite.
Des antibiotiques vont combattre l'infection, tandis que des médicaments homéopathiques renforceront les défenses de l'organisme et permettront une élimination du pus. Moumouche est sous surveillance.
La métrite est grave, mais elle a au moins le mérite de se manifester visiblement. Il existe un autre mal plus sournois, le pyomètre. Les voies naturelles étant obstruées, le pus s'accumule et intoxique l'organisme.
Même les symptômes sont hypocrites : fatigue, quelques vomissements, soif, manque d'appétit,mauvaise haleine, ventre tendu... un peu de fièvre.

Quand après avoir tiré une radio le vétérinaire annonce la catastrophe, sa table d'opération est prête. Toute décision retardée peut entraîner une infection généralisée, une crise d'urémie et trop souvent la malade succombe.
Les femelles non opérées seront mieux surveillées que les autres... ***Attention aux pilules et aux piqûres contraceptives.***

Au début de la métrite, pour accélérer l'écoulement du pus :
- **Hydrastis 7 CH,**
- **Mercurius corrosivus 7 CH**, trois granules matin et soir de chaque jusqu'à amélioration.

Chez les jeunes chattes, si le pus est verdâtre et visqueux... on ajoute :
- **Pulsatilla 5 CH**, trois granules deux fois par jour.

Si l'écoulement est brunâtre et que la malade semble souffrir, on ajoute
- **Sepia 5 CH**, trois granules deux fois par jour.

S'il y a beaucoup de fièvre, donner immédiatement une dose-globule ou dix granules de :
- **Pyrogenium 7 CH**, puis
- **Lachesis 7 CH,** trois granules deux fois par jour jusqu'au retour à la normale.

Quand tout semble terminé, pour bien vidanger l'utérus on donnera une dose-globule ou dix granules de **Silicea 9 CH**.

Pour éviter les récidives on peut, dix jours par mois, drainer l'utérus avec le mélange:

Helonias 3 X	)	
Hydrastis 3 X	)	cinq à dix gouttes deux fois par jour
Sepia 3 X	)	

MIAULEMENT

Nos chats miaulent et nous devons nous habituer à ce langage.
Cri d'amour, de douleur, de détresse, de faim, de peur, de colère, de joie, de plaisir... chacun « parle » avec une musicalité qui lui est propre... notre oreille doucement se forme et les secrets sont levés.

Pourtant il y a ceux qui voudraient bien avoir la paix et calmer le miauleur, surtout la nuit.

- **Hyosciamus 9 CH**, trois granules au coucher pour les chats jaloux, qui refusent qu'on les touche.
- **Lachesis 9 CH**, trois granules au coucher pour les chats jaloux, toujours en mouvement, boudeurs et qui ont besoin d'air.
- **Valeriana 9 CH,** trois granules au coucher pour les chats agités qui passent vite de l'euphorie à la déprime, qui vomissent facilement et qui s'endorment après les repas.
- **Moschus 9 CH**, trois granules au coucher pour les chats castrés mais qui ont conservé des manifestations d'excitation sexuelle.
- **Coffea 5 CH**, trois granules matin et soir pour les anxieux, sensibles et dont la thyroïde fonctionne trop.

Ces médicaments seront donnés en cures de huit à dix jours. On pourra reprendre leur administration en cas de récidive.

Mais il y a ceux aussi qui ont perdu leur voix à force de miauler. Une angine, une stomatite, un coryza, une anesthésie peuvent aussi entraîner une aphonie.
Dans tous les cas :
On donnera une dose-globule ou dix granules d'**Arnica 9 CH**
puis, si besoin est :

- **Arum triphyllum 5 CH**, trois granules trois fois par jour jusqu'à amélioration.
- **Causticum 5 CH,** trois granules trois fois par jour, si le malade semble avoir du mal à avaler et si, en lui caressant le cou, on provoque une petite toux sèche.

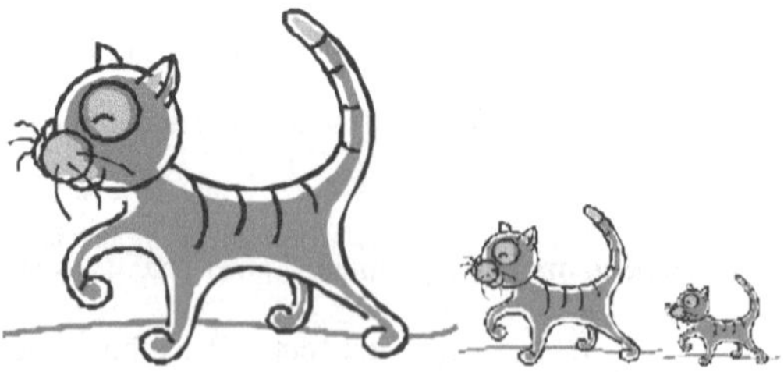

OBÉSITÉ

Dora et Jacou ont fait connaissance dans la salle d'attente de leur vétérinaire homéopathe.

- Vous souffrez ? demande Dora.
- Non, mais imaginez que depuis ma castration mon ventre frotte sur les tapis.
- N'ayez pas honte, il paraît que je pèse trois kilos de trop.
- Faut dire que depuis notre déménagement je vis sur le lit. Pendant trois mois, il y a eu des morceaux de bois partout... alors comment courir ? J'en ai profité pour manger un peu plus et quinze jours de vacances n'ont pas suffi à me faire perdre des kilos.
- Moi j'ai toujours faim et, quand on me refuse quelque chose je hurle et comme dans la famille c'est le désordre, alors chacun me comble. Pensez, du beurre par-ci, de la crème fraîche par-là, un peu de crème de marron le dimanche, sans oublier la viande, les boîtes et quelques légumes pour le transit... Avec tout ça, je n'ai plus le temps de jouer. Je me traîne du salon à la cuisine, de la cuisine à la chambre.
- Il paraît que d'être obèse on peut tomber malade ?
- C'est bien pour cela que je suis venue chercher un régime.
- Moi, je pense qu'on devrait faire des réunions entre nous... apprendre à manger, à bouger.
- Alors on se téléphone bientôt, dit Dora, en jetant un dernier regard tendre au gros Jacou tout noir et si bien élevé.

Se retrouveront-ils ?

La castration, la vie sédentaire sont des causes favorisantes, mais il faut surtout incriminer l'alimentation déséquilibrée, trop riche, trop abondante.

Les habitudes alimentaires du chat s'installent vers l'âge de six mois. Il faut l'habituer aux boîtes, à la viande rouge et blanche, aux légumes, au riz, au poisson cuit, au fromage, aux croquettes. En fait ce qui est important c'est de bien connaître son chat, ses besoins. Savoir ce qu'il ne supporte pas, savoir ce qui lui est indispensable, et surveiller son poids. Un chat qui grossit trop en mangeant normalement peut avoir des problèmes internes, de même que celui qui maigrit en mangeant normalement.

Les médecines naturelles vont compléter le régime... mais si celui-ci n'est pas rigoureux, l'obèse restera obèse.

- **Calcarea carbonica 9 CH,** trois granules le soir pour les chats trop gras, suralimentés, ayant envie de n'importe quoi, au ventre ballonné, vomissant facilement et constipés. Les chats se fatiguent vite et recherchent la chaleur.

- **Graphites 9 CH,** trois granules le soir pour les chats paresseux, émotifs, frileux, constipés... mais avec en plus un poil. terne et sec et une peau recouverte de petites croûtes qui démangent très fort.

- **Sulfur 9 CH**, trois granules le soir pour les chats gras, d'humeur changeante, boulimiques surtout pour les plats sucrés. Leur poil est terne, collé et leur peau recouverte de plaies suintantes sent mauvais. Les oreilles sont souvent sales et l'obèse fait des selles diarrhéiques, surtout le matin.

- **Thuya 9 CH,** trois granules le soir, l'obésité est consécutive à des traitements à base de cortisone, d'hormones. Le malade a parfois les yeux et le nez qui coulent.

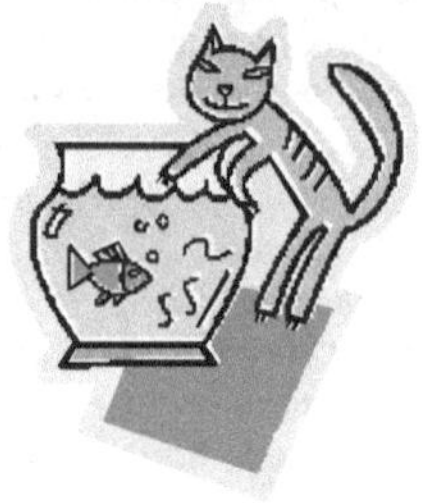

OCCLUSION INTESTINALE

Le chat n'avale pas n'importe quoi... mais quand on joue avec un morceau de fil, on ne remarque pas toujours l'aiguille qui est au bout; et pourquoi les morceaux de la ine se collent-ils au palais, et pourquoi l'homme ferme-t-il ses poubelles avec un petit ruban en plastique, et pourquoi y a-t-il des bouchons de poils dans nos intestins ? Avec autant de pourquoi, l'occlusion intestinale est au bout du chemin.

Le malade vomit et ne fait plus ses besoins. Le ventre est tendu, douloureux et plus les heures passent et plus le regard est inquiet. Il faut dès les premiers symptômes - vous voyez comme il est important de surveiller son animal - essayer de lever le barrage.

Si le malade mange encore, donnez-lui des poireaux très cuits et coupés dans le sens de la longueur, ou mieux, des asperges. Les fibres de ces légumes entourent le corps étranger et l'aident à franchir l'intestin.

Pour soulager la douleur :

- **Nux vomica 7 CH**, une dose-globule ou dix granules.

Si le ventre semble secoué de crampes et le malade replié sur lui-même :

- **Colocynthis 9 CH,** trois granules toutes les demi-heures... mais seule la radiographie confirmera le diagnostic et le vétérinaire décidera de l'urgence de l'intervention.

OPÉRATION CHIRURGICALE

Des médicaments homéopathiques peuvent être administrés avant et après une opération chirurgicale.

Avant l'intervention

Pour prévenir le choc opératoire :

- **Arnica 9 CH**, trois granules matin et soir, trois jours avant l'opération - surtout s'il s'agit d'une intervention qui risque d'être longue (opération sur l'urètre, les os, l'intestin, les mamelles).

Pour éviter les hémorragies :

- **China 9 CH**, trois granules le matin,
- **Phosphorus 9 CH**, trois granules le soir trois jours avant l'opération.

Pour les animaux anxieux, pour qu'ils tolèrent mieux l'anesthésie et aient un réveil plus facile :

- **Gelsemium 9 CH**, une dose-globule ou dix granules la veille de l'opération.

Après l'intervention

Si elle a porté sur la vessie ou l'urètre :

- **Cantharis 5 CH** et
- **Staphysagria 5 CH,** trois granules de chaque matin et soir, jusqu'à la remise « sur pattes ».
-

Si elle a porté sur l'œil, les dents, les os :

- **Hypericum 9 CH**, trois granules le soir pendant quatre jours.

Si elle a porté sur l'utérus ou l'intestin :

- **Raphanus 5 CH**
- **Colocynthis 5 CH**, trois granules de chaque matin et soir pendant quatre jours.

Après les « petites interventions» de convenance » : castration du chat, ovariectomie de la chatte, détartrage, on peut donner **Arnica 9 CH**, trois granules matin et soir pendant trois jours, pour une remise en forme plus rapide.

OREILLES (problèmes d')

Tous les problèmes d'oreilles sont pour le chat et ses maîtres un véritable fléau. L'oreille est profonde, sensible et tout traitement est compliqué. Aussi les médecines naturelles et tout particulièrement l'homéopathie, qui traite de l'intérieur vers l'extérieur, sont un apport indispensable.

Le chat supporte mal les traitements locaux, pourtant nécessaires, surtout lorsque l'on a affaire à une maladie parasitaire. Il faudra agir avec beaucoup de douceur, l'installer confortablement sur une table non glissante et utiliser des produits qui ne « brûlent » pas et qui seront à température ambiante.

Un chat qui souffre nous le montre — en frottant ses oreilles contre les murs, les tapis, en tentant de retirer avec sa patte ce qui le gêne. Le pavillon est rouge, brûlant, presque à l'horizontale. L'intérieur montre un magma : brunâtre, plus ou moins collant, plus ou moins malodorant.

Soins locaux :

- **Calendula TM dilué à moitié dans un peu d'eau tiède,**
- **Pommade au Calendula.**
- Dans les cas très douloureux, on peut utiliser quelques gouttes de Belladonna TM. On peut utiliser aussi l'huile d'amandes douces, l'huile d'olive, mais attention: il faut juste humecter le coton.

Ne jamais aller trop loin car on risque d'enfoncer le cérumen ou le pus.
S'il s'agit d'une gale provoquée par des acariens, et confirmée par le vétérinaire, il faudra utiliser une pommade antiparasitaire.

Pour soulager la douleur :

- **Belladonna 5 CH,**
- **Capsicum 5 CH**, trois granules de chaque matin et soir jusqu'à amélioration.

S'il s'agit d'une otite suppurée, des antibiotiques et une pommade appropriée peuvent être indispensables. Mais pour hâter la guérison, on donnera:

- **Pyrogenium 7 CH,** trois granules le matin,
- **Ferrum phosphoricum 7 CH**, trois granules le soir et
- **Pulsatilla 5 CH**, trois granules une fois par jour si le liquide qui encombre l'oreille ressemble à du miel

S'il s'agit d'un eczéma avec apparition d'un pus jaunâtre au fond de l'oreille et de croûtes sur le pavillon et à la base de l'oreille :

- **Graphites 5 CH,** trois granules deux fois par jour. Les chats atteints de ce problème d'oreille sont souvent gras, paresseux et constipés.

Il peut arriver que malgré tous nos soins et tous nos efforts **une otite devienne chronique**.

Le malade présente en plus des lésions d'eczéma avec un poil terne et cassant. On donnera :

- **Sulfur 7 CH**, cinq granules deux soirs par semaine.
- **Tellurium 5 CH,** trois granules matin et soir jusqu'à la guérison.

Attention : une oreille malade peut aussi héberger des polypes, voire même des corps étrangers.

PARALYSIE

Regarder marcher son chat est un enchantement. Il n'est pas plus léger que l'air... il est l'air et il faut écouter la musique du ballet *La Chatte* composée par Sauguet, pour comprendre que rien ne lui est impossible.

Mais le malin veille parfois et transforme ce dieu du mouvement en infirme. Alors il faudra redoubler de tendresse, l'aider à aller sur son plat, à retrouver sa place dans un fauteuil.

Certains médicaments homéopathiques peuvent l'aider à reprendre un peu de sensibilité, même si la démarche reste chancelante.

Si la paralysie est d'origine traumatique (chute, coup), il faudra donner au plus vite :

- **Arnica 9 CH**, trois granules deux fois par jour.

Si la colonne vertébrale et les articulations sont douloureuses :

- **Hypericum 9 CH**, trois granules deux fois par jour.

S'il s'agit d'un accident vasculaire :

- **Secale cornutum 7 CH**, trois granules deux fois par jour, en alternance avec
- **Glonoinum 5 CH**, trois granules deux fois par jour.

Si les difficultés locomotrices sont dues à l'âge :

- **Rhus tox 9 CH**, trois granules le soir,
- **Conium 9 CH**, trois granules le matin.

PARASITES

Parasites du dedans, parasites du dehors vous nous empêchez de vivre tranquillement ce début du XXIe siècle.
Vous nous rongez les intestins, créant par votre seule présence des troubles qui n'en finissent pas... et vous les puces rondouillardes qui résistez à tous les insecticides, vous nous empêchez de dormir. Jeunes ou vieux, tous en ont assez de vous voir vivre à nos dépens.

Certes les médecines naturelles savent lutter contre les troubles que vous provoquez, néanmoins il faut que nous absorbions régulièrement des vermifuges et qu'on se laisse poudrer, baigner, peigner, emprisonner dans des colliers sophistiqués. Allons, les parasites, un peu de bonne volonté... le chat aime vivre libre et de toute façon il choisit ses contraintes.

Pour lutter contre les troubles dus aux vers (vomissements, diarrhée ou constipation, boulimie, démangeaisons au museau et à l'anus, poil terne, nervosité, soif...) :

- **Cina 9 CH**, cinq granules chaque dimanche en cures de six semaines au moins trois fois par an et après chaque vermifugation.
- **Granatum 5 CH**, trois granules deux fois par jour pour les chatons maigres et très parasités.
- **Spigelia 5 CH**, trois granules deux fois par jour pour les animaux hypernerveux.

Ne jamais oublier de mettre de temps en temps un peu d'ail pilé dans la pâtée.

La toxoplasmose est provoquée par un parasite interne du genre « coccidies » et entraîne surtout des troubles intestinaux chroniques.
Tous les mammifères, y compris l'homme, peuvent contracter cette infection.
Si une femme enceinte n'est pas immunisée contre la maladie, elle évite simplement de nettoyer le bac à litière.
Une prise de sang est indispensable pour tester le chat et bien entendu il recevra un traitement.

Pour lutter contre les troubles dus aux parasites externes cela est bien compliqué, car toute démangeaison est un cercle vicieux. La puce pique le chat qui se gratte, arrache poil et peau... et le petit microbe qui passait par là infecte le tout. Le chat irrité est nerveux, mange mal... et toute la famille en subit les conséquences.
Les puces semblent de plus en plus résistantes à tous les insecticides et les chats n'aiment guère les poudres et les colliers.

Personnellement je ne peux que vous conseiller de trouver des poudres naturelles, ou mieux encore d'adopter un peigne fin… on peigne et si puce il y a, on la détruit. Chez les animaux très sensibles on donne :

- **Sulfur 7 CH**, cinq granules deux soirs par semaine.
- **Apis 5 ou 7 CH** est le médicament de toutes les piqûres de puces, d'aoûtats, de guêpes... quand on voit sur la peau un petit gonflement rouge qui gratte très fort.

Par la suite, quand les démangeaisons sont incessantes :

- **Ledum palustre 5 CH,**
- **Urtica urens 5 CH,** trois granules de chaque, au moins deux fois par jour jusqu'à amélioration.

Localement le Calendula TM, le vinaigre de cidre, un oignon coupé en deux peuvent soulager.

PEAU et PELAGE

En homéopathie, on dit que la peau est un *émonctoire,* disons une soupape : quand au fond de cette marmite qu'est l'organisme quelque chose ne va pas, le couvercle se soulève et si l'on n'intervient pas, tout déborde. Ainsi la peau proteste, rougit, se boursoufle, se desquame, suinte, démange et le poil se casse, se colle en paquets, tombe... On parle de dermatose sèche, suintante, aiguë, chronique... le chat est malheureux et tout cela n'est pas très esthétique.

On peut incriminer les puces ou autres parasites externes, le mode de vie, l'alimentation, les parasites internes, le foie ou les reins, la thyroïde, les contrariétés ou la déprime... qu'importe la cause : il faut améliorer, soulager vite, très vite.

J'en ai connu des chats à problèmes de peau - Nanar, Zeze, Lisette, Gaspard, Clocb, Mauditte, Margot, Clémentine... - qui attendaient que les médecines naturelles leur apportent beau poil et peau saine.

Les homéopathes disent que cette porte de sortie de toutes les toxines, qu'est la peau, ne doit pas être fermée trop brutalement. Il faut bien examiner ce qui ne va pas à l'intérieur de la marmite. Pour soulager, on donnera certains « petits médicaments » très efficaces, mais il faudra faire intervenir les grands remèdes « individualisés », ceux qui agiront en profondeur afin d'éviter les récidives.

Ces « médicaments de fond » - ne peuvent être prescrits qu'après un long interrogatoire... aussi il faut aiguiser votre sens de l'observation.

Mais vous pouvez apporter une amélioration avec des « **remèdes locaux** » **qui seront administrés en 5 CH, trois granules deux ou trois fois par jour**, et on diminue le rythme des prises dès amélioration.

La peau est sèche, craquelée. Les ongles sont cassants, dédoublés et le chat est le plus souvent maigre et constipé:

- **Alumina.**

La peau est rouge et en écartant les poils on peut voir des petites vésicules qui grattent:

- **Anacardium.**

Les lésions sont consécutives à une alimentation trop riche, trop importante. Le chat est boulimique. La peau est recouverte de croûtes épaisses, sous le menton, autour des oreilles et à la base de la queue:

- **Antimonium crudum,** et
- **Natrum muriaticum.**

Si le chat ne mange que de la viande :

- **Rumex.**

Les lésions siègent surtout derrière les pattes postérieures et la peau est rouge et suintante :

- **Mezereum.**

Les croûtes ressemblent à des graines de millet (eczéma miliaire) et siègent autour du cou et sur la colonne vertébrale :

- **Arsenicum album.**

Les troubles cutanés sont en relation avec des troubles hépatiques :

- **Berberis.**

La peau est humide, violacée. Le ganglion le plus proche de la lésion est hypertrophié:

- **Calcarea muriatica.**

Si les démangeaisons sont en relation avec des piqûres de puces ou d'aoûtats :

- **Apis** et
- **Ledum palustre.**

Si les démangeaisons sont en relation avec un parasitisme interne :

- **Cina.**

Si la peau est saine mais que le malade est un grand nerveux :

- **Ignatia** et
- **Fagopyrum**, chez les animaux âgés.

Quand les poils sont cassants et secs et tombent en laissant de larges plaques dépoilées :

- **Thallium aceticum** et
- **Selenium**

Quand les poils sont collés en touffes, penser à un dérèglement du foie ou des reins :

- **Solidago** et
- **Chelidonium**

En cas de séborrhée, on soupçonnera un problème au niveau du foie et des intestins :

- **Raphanus 5 CH** et
- **Selenium 5 CH,**

et chez les chats obèses :

- **Graphites 9 CH**, cinq granules deux soirs par semaine

et chez les chats maigres:

- **Natrum muriaticum 9 CH**, 5 granules deux soirs par semaine

Les oligo-éléments (**Cuivre, Soufre, Or, Argent, Manganèse**) sont indispensables pour renforcer les défenses naturelles de l'organisme et de la peau.

Localement, quel que soit l'aspect de la lésion, on peut saupoudrer avec de l'argile. Les lésions suintantes seront désinfectées au Calendula TM.

PEURS

Moucheron a peur de tout. C'est un tigré de deux ans que ses maîtres ont trouvé un soir dans une poubelle. Il avait les pattes attachées avec un ruban collant et on l'avait confortablement couché dans une boîte à chaussures déposée sur le dessus de la poubelle. Un cri plaintif a déchiré la nuit et il a fallu plus d'une heure pour découvrir ce pauvre chiffon apeuré, affamé, transi. Comment Moucheron, qui avait à peine deux mois, a-t-il pu oublier cette nuit d'enfer? Certes, il aime ses maîtres mais sursaute au moindre bruit, se transforme en tigre dès qu'on veut le mettre dans un panier, sort ses griffes quand des étrangers sonnent à la porte et hérisse tous ses poils quand on l'enferme seul dans une pièce. Moucheron est né avec la peur et d'autres comme lui, qui ne savent s'exprimer, déséquilibrent la cellule familiale.

Les médicaments homéopathiques correspondant à un certain type de peur seront donnés à la dilution **9 CH, trois granules le soir pendant dix jours, puis deux soirs par semaine jusqu'au retour de l'équilibre.**

A nous de les comprendre et d'améliorer leur psychisme.

Peur de tout :

- **Argentum nitricum**

Peur de l'eau avec agressivité :

- **Hyosciamus**

Le chat qui. a peur se cache, tremble et sort ses griffes quand on l'approche:

- **Belladonna**

Le chat a peur de ses maîtres :

- **Plumbum**

Il a peur des inconnus :

- **Gelsemium**

Il a peur des autres animaux :

- **Rana bufo**

Il refuse d'être touché :

- **Arnica**

Il a peur d'être seul dans une pièce, alors il miaule et déchire tout ce qu'il trouve à portée de griffes :

- **Stramonium**

Il a peur de l'orage :

- **Phosphorus**

PIQÛRES

La vie dans la nature est une grande bagarre dont nous ne sortons pas toujours vainqueurs... les puces, les guêpes, les fourmis, les araignées, les aoûtats foncent sur notre peau affaiblie par des mois de moquette... et tant pis pour les épines de rosiers, les clous rouillés, les fils de fer barbelés qui arrachent nos patounes amollies... et quand à la nuit tombée nous regagnons nos foyers, nos maîtres nous guettent... le flacon de Calendula TM dans une main, et un tube de granules dans l'autre. Demain sera un autre jour de grande liberté.

Pour toutes les piqûres d'insectes :

- **Calendula TM** ou **vinaigre de cidre** localement,
- **Apis 9 CH**, trois granules toutes les heures et même toutes les dix minutes s'il s'agit de piqûres de guêpes ou d'abeilles,
- **Rumex 5 CH**, s'il s'agit de piqûres d'aoûtats.

En cas de piqûres provoquées par des objets divers :

- **Calendula TM** localement,
- **Hepar sulfur 5 CH**, trois granules trois fois par jour pendant trois jours, s'il y a risque d'infection.

Si la douleur est importante :

- **Hypericum 9 CH** et
- **Ledum palustre 5 CH**, trois granules de chaque trois fois par jour jusqu'à amélioration.

POILS (boules de...)

Le chat fait sa toilette... et avale des poils qui forment des boules au creux de son estomac. Il faut l'aider à les éliminer en lui laissant à disposition de l'herbe fraîche.

En le brossant très régulièrement on peut l'aider à avaler moins de poils. On peut aussi ajouter à sa pâtée un peu d'huile d'olive, de tournesol, de maïs.

Chez les chats constipés on ajoutera une dose-globule ou dix granules de

Nux vomica 9 CH chaque semaine

Chez les chats à poil long on préférera une dose-globule ou dix granules de

Sulfur 9 CH.

L'hiver, quand les chats se couchent sur les radiateurs et que le poil desséché devient cassant, on fera des cures de dix jours par mois de :

Thallium aceticum 5 CH, trois granules le matin et
Buxus 5 CH, trois granules le soir.

REINS (problèmes de)

Depuis que l'on sait comment vieillit un chat on redoute le mauvais fonctionnement des reins. Aujourd'hui tout semble basculer, car des animaux très jeunes peuvent boire anormalement ; on mesure leur taux d'urée et on constate qu'il est bien au-dessus du taux normal. Que se passe-t-il ? Faut-il incriminer l'hérédité chez les chats de race, le déséquilibre alimentaire des mères, la pollution... on craint pour l'avenir des « malades » et les maîtres sont anxieux.

Il faudra surveiller régulièrement le taux d'urée, équilibrer l'alimentation, qu'elle soit industrielle ou familiale, et donner un traitement approprié.

L'insuffisance rénale aiguë est peu fréquente chez les chats... mais elle exige un traitement rapide. Le malade souffre, replié sur lui-même. Il n'urine pas (il faudra toujours penser à la présence de calculs) et les vomissements hâtent la déshydratation.

On donnera immédiatement :

- **Aconit 5 CH,** trois granules toutes les demi-heures, en alternance avec :
- **Apis 5 CH**

Le vétérinaire consulté prendra l'animal en charge

Cette crise aiguë doit être un avertissement pour les maîtres. Il faudra surveiller l'alimentation, préférer la viande blanche et les fromages blancs peu riches en protéines - et ainsi éviter l'installation d'une ***insuffisance rénale chronique***.

Le malade tire lui-même la sonnette d'alarme... à nous de dresser l'oreille: il boit beaucoup, urine anormalement, mange très irrégulièrement, maigrit, joue peu... le poil est terne, agglutiné en touffes épaisses, la peau est sèche, couverte de pellicules... L'urée a commencé son hypocrite intoxication de l'organisme.

Les médicaments naturels agissent sur les fonctions d'élimination :

- **Berberis 5 CH**, trois granules matin et soir.

Le chat boit beaucoup et urine beaucoup (l'urine est collante). La région lombaire est sensible et parfois couverte de petites croûtes très prurigineuses. L'appétit est capricieux. On pourra faire des cures de dix jours par mois, surtout chez les animaux âgés dont le taux d'urée reste supérieur à 1 g.

- **Apocynum 5 CH**, trois granules matin et soir.

Le malade est triste, joue peu, boit beaucoup mais de petites quantités. Il s'essouffle au moindre effort. La peau est sèche.

- **Kali nitricum 5 CH**, trois granules matin et soir.

Le malade est amaigri, est d'humeur agressive. La zone lombaire semble douloureuse, ce qui donne une démarche raide.

- **Serum d'anguille 5 CH**, trois granules matin et soir.

Le malade recherche la chaleur. Il mange peu, vomit facilement. Le rythme cardiaque est accéléré et le moindre effort entraîne une gêne respiratoire.

- **Plumbum 5 CH**, trois granules matin et soir.
L'insuffisance rénale est associée à une constipation opiniâtre.

Tous ces médicaments peuvent être donnés ensemble (quand les symptômes se surajoutent) ou séparément, soit chaque jour jusqu'à amélioration, soit en cures de dix jours par mois pour éviter les récidives.

Quand une crise aiguë survient avec vomissement, diarrhée, grande fatigue, tremblement, angoisse, agitation... il faut donner immédiatement une dose-globule ou dix granules d'

- **Arsenicum album 9 CH**, pour maintenir un taux d'urée normal.

Par la suite, on donnera deux fois par jour une mesure ou dix gouttes de

- **Lespedeza capitala 3 X**

Des plantes administrées régulièrement peuvent assurer un excellent drainage et éviter bien des complications irréversibles - décoctions de bettes - infusions de queues de cerises - décoctions de stigmates de maïs.
Ces breuvages pas toujours bien acceptés par le chat pourront être mélangés à la pâtée.

RHUME DES FOINS *(ou* rhinite allergique)

En fait on devrait dire rhume des moquettes, des plantes en floraison, des produits d'entretien, des peintures, des couvertures de laine... du tabac... Avec toutes ces particules microscopiques, mais allergisantes, qui frottent nos narines, comment ne pas éternuer ? Mais attention : un éternuement peut annoncer un coryza... surveiller l'appétit, la température, ce qui coule des yeux, de la bouche, du nez.

Une « ***rhinite allergique*** », tout au moins ses symptômes, ne résiste guère aux médicaments homéopathiques... mais attention : si l'allergène demeure, le malade continuera à réagir...

Pour calmer la crise d'éternuement :

- **Allium cepa 5 CH,**
- **Sabadilla 5 CH**, trois granules de chaque, au moins trois fois par jour.
-

Le nez coule et les yeux sont irrités :

- **Euphrasia 5 CH,** trois granules deux ou trois fois par jour jusqu'à amélioration.

Si accidentellement se produisent des saignements de nez consécutifs à l'irritation:

- **China 9 CH**, trois granules toutes les heures.

Localement on peut appliquer une compresse imbibée de Calendula TM.

SALIVATION

Comment ne pas saliver devant une blanquette de veau à l'ancienne, un lapin aux petits oignons, un poulet aux olives... pense Hubert, assis sur le bout de la table et qui depuis des heures observe sa maîtresse qui cuisine ?
Hubert aime ce qui est bon, original, et l'idée que dans quelques heures il plantera ses crocs dans cette viande délicatement préparée le fait « saliver »...
Mais rien à voir avec le malade qui «en bave » parce que ses gencives sont rouges, que ses dents sont entartrées, que sa langue est couverte d'ulcères, que ses reins fonctionnent mal... Cette salivation-là, il faut la combattre au plus vite.

La salive a une mauvaise odeur :

- **Mercurius solubilis 5 CH**, trois granules matin et soir jusqu'à amélioration.

Il y a des lésions sur la langue et dans la bouche :

- **Borax 5 CH,** trois granules matin et soir.

Les gencives sont rouges, douloureuses et la salive est sanguinolente :

- **Kreosotum 5 CH,** trois granules matin et soir.

Attention au mauvais fonctionnement des glandes salivaires, à la présence de parasites intestinaux.
La vieillesse... peut aussi entraîner une salivation anormale.

SOIF

Il ne s'agit pas d'une maladie mais d'un symptôme qui intéresse les homéopathes car il peut être lié à des maladies précises... d'autant plus que le chat boit peu, sinon pas du tout, sauf quand il mange des croquettes.
L'homéopathe cherchera donc à savoir s'il préfère les boissons tièdes ou les froides, l'eau, les tisanes ou le lait... un peu, souvent, par grandes ou petites quantités... Ce qui est important pour la recherche du médicament homéopathique, c'est ce qui est inhabituel dans le comportement de l'animal.

Au cours d'une maladie fébrile, le chat boit beaucoup :

- **Aconit 5 CH,** trois granules toutes les deux heures jusqu'à amélioration.

Le malade boit souvent, mais par petites quantités :

- **Arsenicum album 5 CH**, même prescription.

Le malade boit beaucoup, laissant parfois même sa tête appuyée sur l'écuelle :

- **Bryonia 5 CH,** même prescription.

Attention : la soif est le premier symptôme du diabète, de l'insuffisance rénale, de l'insuffisance hépatique. Une soif intense peut aussi accompagner des troubles digestifs, cardiaques ou nerveux. N'oubliez pas de donner :

- **China 9 CH,** trois granules toutes les demi-heures pour éviter la déshydratation.

SUPPURATIONS (ou écoulements du pus)

Les suppurations localisées

Elles peuvent apparaître sous la forme :

- d'un abcès,
- d'un écoulement au niveau d'une cicatrice due à une blessure ou à une intervention chirurgicale,
- d'un écoulement provoqué par un corps étranger.

Il faut nettoyer la plaie avec du **Calendula TM** et pour drainer tout le pus vers l'extérieur donner :

- **Silicea 9 CH**, trois granules matin et soir jusqu'à assèchement.

Les pansements sont souvent difficiles à fixer chez le chat, aussi le nettoyage de la plaie sera-t-il plus fréquent.

Pour hâter la cicatrisation, on donnera :

- **Calendula 5 CH** et
- **Calcarea sulfurica 5 CH**, trois granules de chaque deux fois par jour.

Les suppurations généralisées

L'intervention du vétérinaire est indispensable, car il faut dépister le germe responsable avant d'administrer l'antibiotique le plus efficace.

Mais pour accélérer la guérison, on ajoutera :

- **Hepar sulfur 5 CH**, trois granules deux fois par jour, et :
- **Silicea 5 CH**, trois granules deux fois par jour.

L'argile poudre crée un film protecteur mais il faut surveiller ce qui se passe dessous. Aussi on préférera souvent les décoctions de buis (40 grammes de feuilles sèches pour un demi-litre d'eau, bouillir pour réduire de moitié, refroidir et passer au tamis) appliquées avec une compresse sur les zones malades.

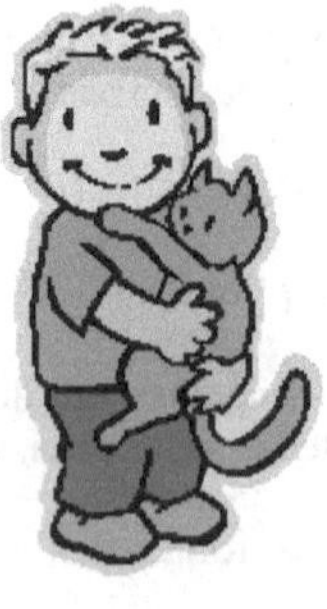

THYROÏDE (problèmes de)

Paulot a maigri et pourtant il mange toute la journée et quand son assiette est vide il fait les poubelles ou grignote des plantes. Le poil est sec, terne. Il vomit, une ou deux heures après les repas, des aliments non digérés recouverts de suc gastrique.
Paulot est malheureux car il fait des diarrhées. T'out l'agace et au moindre reproche il sort ses griffes. Il est même gêné pour courir... comme si son cœur allait l'abandonner.
Le vétérinaire consulté a fait une prise de sang et on sait que la thyroïde est responsable de tout ce chambardement.

Les médecines naturelles vont aider le traitement allopathique :

La thyroïde fonctionne trop :

- **Bromium 5 CH**, trois granules matin et soir,
- **Lycopus europeus TM**, cinq gouttes par jour,
- **Zinc-Cuivre**, une ampoule le matin.

La thyroïde ne fonctionne pas assez (ce qui est très rare chez le chat) :

- **Lycopodium 5 CH**, trois granules un jour sur deux en alternance avec :
- **Baryta carbonica 5 CH**, trois granules,
- **Manganèse-Cuivre**, une ampoule un jour sur deux en alternance avec :
- **Iode**, une ampoule un jour sur deux.

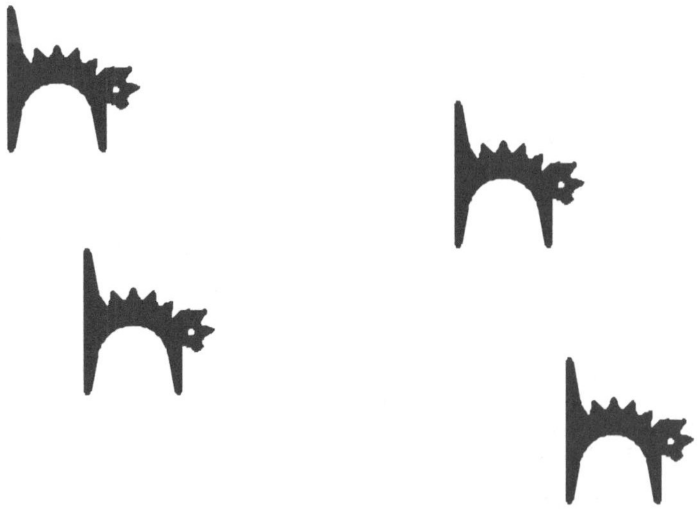

TOUX

Je tousse depuis longtemps, me dit Moustache le gros tigré... pas beaucoup... pas souvent, surtout le soir quand il fait chaud dans l'appartement. Au début je sens un petit gratouillis au fond de la gorge, je voudrais crachouiller, j'ai un peu envie de vomir... et hop ! deux ou trois petites quintes et c'est fini pour une semaine.

Une radiographie permettra de savoir si les poumons sont en bon état... et si besoin est, on cherchera plus loin, on demandera une échographie. La toux peut aussi être d'origine allergique, parasitaire et même nerveuse.

Les médicaments homéopathiques soulagent le symptôme mais il faut trouver la cause et alors prescrire le médicament de fond « individuel» qui doit guérir, si les lésions ne sont pas irréversibles, et éviter les récidives.

Tous les médicaments cités seront donnés en 5 CH, trois granules matin et soir, jusqu'à disparition des troubles - seuls ou en association.

La toux est consécutive à un refroidissement, le chat ayant passé la nuit dehors est fiévreux et assoiffé:

- **Aconitum 5 CH.**

La toux est incessante, mais il n'y a pas de fièvre :

- **Drosera 5 CH,** et
- **Spongia 5 CH** en alternance.

La toux est aggravée par le mouvement :

- **Bryonia 5 CH.**

La toux est pire la nuit :

- **Cuprum 5 CH.**

La toux est probablement due à des parasites :

- **Cina 5 CH,** et
- **Sabadilla 5 CH.**

La toux est associée à une nervosité extrême ou à une excitation sexuelle :

- **Hyoscyamus 5 CH.**

La toux épuise le malade :

- **Phosphorus 5 CH.**

La toux est grasse et le chat cherche à cracher :

- **Kalium bichromicum 5 CH.**

La toux entraîne une envie de vomir :

- **Ipeca 5 CH.**

La toux est aggravée par le froid :

- **Rumex 5 CH.**

La toux est aggravée par l'humidité :

- **Dulcamara 5 CH.**

Le chat accepte bien les infusions de thym légèrement sucrées au miel... profitez-en.

TREMBLEMENTS

Fidji, un soir, s'est mise à trembler. Toute la famille a regardé ahurie, inquiète, la pauvre minette cachée sous la commode, les muscles et les pattes agités de petits mouvements secs, les yeux avec leur pupille dilatée, la bouche entrouverte. Fidji ne semblait pas avoir mal. On a baissé les lumières, fait silence et en une heure tout est rentré dans l'ordre. Le lendemain, le vétérinaire a dit: « *C'est peut-être une crise d'épilepsie, un manque de magnésium, une peur, des parasites... si cela recommence nous aviserons...* »

A un chat grand nerveux, qui tremble quand on change ses habitudes, on donnera :

- **Gelsemium 9 CH,** une dose-globule ou dix granules.

A une chatte hystérique car nymphomane, et qui tremble dès qu'on l'approche, on donnera :

- **Ignatia 9 CH**, une dose-globule ou dix granules.

Si un chat tremble parce qu'il a de la fièvre, on donnera :

- **Gelsemium 5 CH**, trois granules toutes les deux heures en alternance avec :
- **Belladonna 5 CH**, trois granules.

Attention: quand un chat tremble en urinant c'est qu'il a mal... vérifier bien alors le débit de l'urine et sa couleur car elle peut contenir du sang.

TYPHUS
(ou leucopénie ou panleucopénie)

C'est une maladie infectieuse très meurtrière qui frappe encore les chatons nés de mère inconnue, trouvés dans une poubelle, grelottant de froid et rongés par des parasites... mais aussi certains chatons achetés dans des magasins contaminés, car mal entretenus.
Elle est très contagieuse.
Tout commence par une grande prostration et des troubles digestifs: vomissements, diarrhée, refus de manger et de boire. Très vite le chaton se déshydrate, ne tient plus sur ses pattes. La mort le guette en huit ou dix jours et ceux qui survivent restent fragiles.

Dès les premiers symptômes, on doit injecter un sérum spécifique et réhydrater.

L'homéopathie peut compléter ce traitement :

- **China 9 CH,** trois granules toutes les heures pour lutter contre la déshydratation en alternance avec:
- **Arsenicum album 9 CH,** trois granules toutes les heures pour soulager les troubles digestifs.
- **Camphora 5 CH**, trois granules toutes les heures si le chaton est froid.
- **Veratum album 5 CH**, trois granules toutes les heures si le chaton est inconscient.

Si le malade s'en sort, il faudra lui donner pendant deux mois:

- **Ferrum metallicum 7 CH**, trois granules le matin,
- **Silicea 9 CH**, trois granules le soir pour reminéraliser, et :
- **Cuivre-Or-Argent,** une mesure deux matins par semaine pour renforcer des défenses naturelles bien affaiblies.)

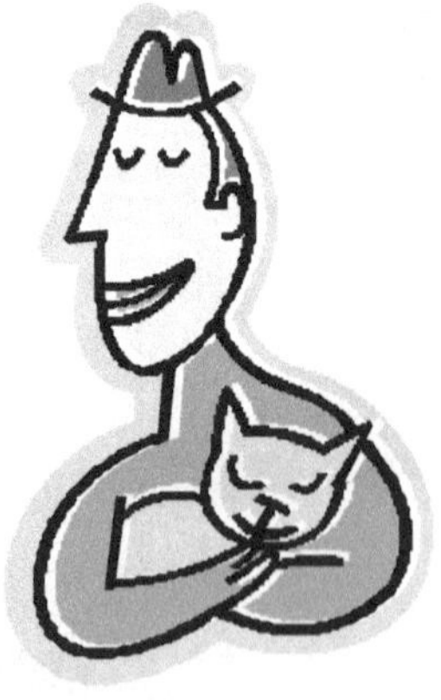

URINAIRES (problèmes)

Le chat est propre, toujours... presque toujours - et dès son plus jeune âge.
Je n'oublierai jamais Lola, sacrée de Birmanie, apprenant à tous ses bébés à aller sur le plat. Ils avaient à peine cinq semaines et elle les poussait pour monter dans le bac à litière un peu trop haut pour leurs petites pattes. Le pipi fait, elle leur apprenait à le recouvrir.
A la campagne, le chat trouve un coin secret et recouvre ses besoins de terre ou de feuilles mortes. Mais il peut y avoir des accidents de parcours. Quand l'urètre du mâle est rempli de sable, l'impossibilité d'uriner entraîne une telle douleur que le chat se pose n'importe où... à nous d'intervenir au plus vite. Après une intervention sur l'urètre, des envies impérieuses d'uriner peuvent faire que l'opéré se pose là où il est.
Il faudra lui donner en alternance :

- **Causticum 9 CH,** trois granules un soir sur deux en alternance avec
- **Salsaparilla 5 CH.**

Les femelles non opérées et nymphomanes oublient parfois l'emplacement de leur bac... tout à leur besoin d'amour.
Il faudra leur donner jusqu'à l'opération ou jusqu'à l'amélioration des symptômes :

- **Platina 9 CH,** trois granules le soir,
- **Origanum 5 CH**, deux fois par jour.

Certains accidents graves peuvent entraîner une faiblesse du bassin et des pattes arrière et donc une **incontinence**. Il faudra donner :

- **Causticum 9 CH,** trois granules un soir sur deux en alternance avec :
- **Physostigma 9 CH.**

Tout changement de comportement, tant chez le mâle que chez la femelle, doit attirer notre attention.
Une cystite, une infection urinaire peuvent entraîner des petits oublis... mais il faut aussi changer très régulièrement la litière et laver le bac.
Quand un chat est habitué à sa litière, ne modifiez rien trop brusquement... apprenez-lui à apprécier autre chose. Lors d'un changement d'appartement, laissez votre chat choisir ses nouvelles « commodités ».

Attention: il y a des chats qui préfèrent être seuls et isolés pour faire leurs besoins... et si vous avez plusieurs chats, n'hésitez pas à avoir plusieurs bacs.

La **jalousie** peut provoquer maints défauts. Un étranger arrive et, pour prouver notre désaccord, on fait pipi sur le lit ou sur la moquette.

Fâchez-vous, mais soulagez :

- **Staphysagria 9 CH**, trois granules le soir, quand le jaloux est triste et qu'il se cache.
- **Ignatia 9 CH** : trois granules le soir, quand le jaloux est hystérique et se venge sur les fauteuils.

Aux chats très âgés, qui ont des difficultés pour monter dans leur plat, donnez :

- **Baryta carb. 9 CH** : 5 granules deux soirs par semaine, en alternance avec :
- **Causticum 9 CH** : 5 granules deux soirs par semaine.

VACCINATIONS

Elles ne rencontrent pas l'opposition systématique des vétérinaires homéopathes qui, depuis des années, ont pu apprécier la qualité et l'efficacité des vaccins contre le typhus, le coryza et la rage. En ce qui concerne la leucose, nous avons moins de recul et il est difficile de donner un avis.

L'homéopathe affirme qu'une vaccination mal conduite, ou qu'un abus de vaccins entraîne dans l'organisme, une dégénérescence des tissus, et une baisse des défenses naturelles.

Une vaccination est un acte sérieux, qui ne soit être appliquée qu'après un examen approfondi, surtout chez les jeunes et chez les chats âgés ou déficients.

Pour éviter les complications : on donnera le jour même de la vaccination :

- **Apis 9 CH**, une dose-globule ou dix granules, et une semaine après la vaccination :
- **Thuya 9 CH**, une dose-globule ou dix granules.

En général, les animaux supportent bien les vaccinations, mais des réactions individuelles peuvent toujours se produire. A chaque rappel… à vous de prévenir le vétérinaire.

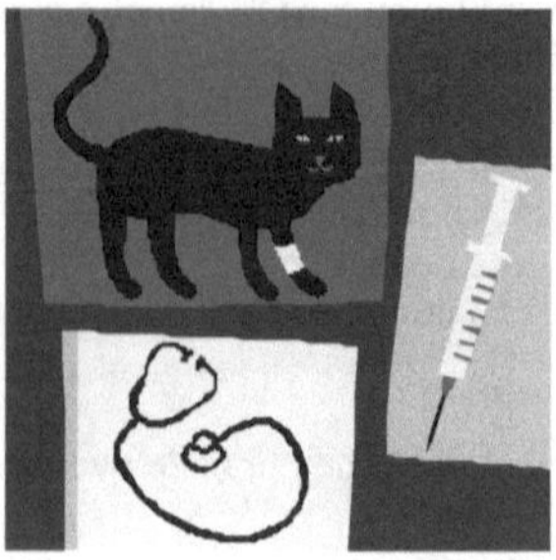

VERRUES

Les verrues sont rares chez le chat mais parfois, sur le bord d'une oreille, sous le menton, ou caché dans le poil on découvre une petite boule noirâtre, plissée, bien détachée de la peau...

Avant l'intervention du bistouri électrique, on peut essayer
Des applications quotidiennes de **Thuya TM**, et

- **Thuya 9 CH**, trois granules par jour.

Chez les animaux âgés, on ajoutera :

- **Cinnabaris 5 CH**, trois granules par jour.

Attention: ces verrues n'ont rien à voir avec ces petites boules situées dans les muscles (souvent au niveau du dos), qui roulent entre les doigts, ne sont pas douloureuses, n'atteignent pas l'état général... mais qu'il faut montrer au plus vite à un vétérinaire.

VIEILLESSE

Votre nom est inscrit dans nos mémoires, Sarah, Foudingue, Clocb, Porto, Pétronille, Romarin, Glasik, Hubert.

Vous avez partagé treize ans, quinze ans, vingt ans de notre vie. Vous avez connu nos joies, nos peines, nos deuils, nos douleurs physiques ou morales, vous avez toujours tout compris... et lentement, insidieusement, hypocritement l'âge a meurtri votre corps. Nous avons nettoyé votre bouche, soulagé votre foie, protégé vos reins, manipulé votre dos... nos caresses ont été plus tendres et des mots d'amour ont été inventés.
Votre départ est une douleur, mais votre absence bien plus encore.

L'usure d'un organisme est réelle, mais la médecine permet d'en retarder le cours. Les médicaments naturels, parfaitement adaptés à chaque cas, font preuve d'une grande efficacité. Il faut simplement observer... et quand une petite lampe rouge s'allume... agir.

Quand un chat dort plus que de raison, joue peu, recherche la chaleur, change ses goûts alimentaires :

- **Baryta carbonica 9 CH**, cinq granules deux soirs par semaine en cures de six semaines.

Quand un chat ne trouve plus sa place nulle part, tourne en rond, supporte mal le bruit et la lumière, se fatigue au moindre effort, devient grognon et même agressif :

- **Aurum 9 CH**, cinq granules deux soirs par semaine en cures de six semaines.

Le chat est amaigri, malgré un bon appétit, hypersensible, hypernerveux :

- **Silicea 9 CH**, cinq granules deux soirs par semaine en cures de six semaines.

Le poil est terne, cassant, la peau dégage une mauvaise odeur, le chat ne pense qu'à manger malgré un amaigrissement dû à des alternances de constipation et de diarrhée :

- **Sulfur 9 CH**, cinq granules deux soirs par semaine en cures de six semaines.

Tout se dégrade : la démarche est raide, il faut dire que le vieillard est obèse, emphysémateux, couvert de croûtes :

- **Calcarea carbonica 9 CH**, cinq granules deux soirs par semaine en cures de six semaines.

Tous les chats de plus de quinze ans recevront une mesure de :

- **Lespedeza capitata 3X** dans leur pâtée... L'urée guette toujours!

La gemmothérapie peut donner d'excellents résultats :

- **Sequoia gigantea bourgeons ID et**
- **Sève de bouleau** ID, cinq à dix gouttes deux fois par jour.

Pour les oligo-éléments, citons le Magnésium, le Manganèse, le Fluor.
Ginseng et gelée royale, bien acceptés par nos vieux chats ne seront pas oubliés... mais veillez à l'alimentation qui devra être bien équilibrée.

VOMISSEMENTS

« *Je vomis, j'ai toujours vomi, souhaitez que je vomisse longtemps encore* »... dit Galipette à sa maîtresse bouleversée par tant de taches sur la moquette. Un gros bouchon de poils par-ci, une touffe d'herbe par là... sans oublier les petits morceaux de fromage, parce que volés, donc avalés un peu vite...
Mais après chaque rejet je retrouve ma grande forme. Quand je sens cette boule qui remonte vers ma gorge, j'écarte les pattes, tends le cou, miaule un grand coup, les yeux dilatés, le poil hérissé... et hop ! l'intrus éjecté, je retrouve mon calme.
Vous avez raison je pourrais faire ça dans mon bac ou sur le carrelage, mais j'ai besoin qu'on me regarde, besoin qu'on m'aide, si toutefois j'avais un malaise...

Galipette est un savant croisement de siamoise et de Roméo des balcons.
Elle ressemble à Chipie, sa mère... mais quelques taches noires rappellent la mésalliance.
Son tube digestif est parfaitement adapté à sa vie en appartement. Elle est gourmande, voleuse, fine bouche et « vomisseuse ».

Mais attention: un petit vomissement par-ci, par-là c'est bien et même indispensable, mais quand il y a gastrite, intoxication, insuffisance hépatique, urémie, risque de maladie virale, microbienne ou parasitaire... il faut agir vite car un chat se déshydrate très vite.

Connaître la cause est important mais soulager est tout aussi important. Pour donner le « bon remède », il faudra tenir compte du mode d'apparition des vomissements et de la nature des matières rejetées... toujours repérer ce qui est inhabituel.

Nous sommes en aigu, aussi tous les médicaments seront donnés à la 5e CH et administrés toutes les deux heures jusqu'à amélioration ou matin et soir quand le malade est coutumier du fait.

Modalités d'apparition des vomissements

Après un repas :

- **Nux vomica 5 CH**,
- **Bismuthum 5 CH**.

Après avoir mangé (ou volé) des aliments trop gras :

- **Pulsatilla 5 CH.**

Après avoir bu du lait :

- **Magnesia carbonica 5 CH**

Les vomissements ont lieu le matin :

- **Nux vomica 5 CH**

Les vomissements sont accompagnés d'une salivation importante :

- **Ipeca 5 CH.**

Les vomissements sont accompagnés d'une soif intense :

- **Antimonium crudum 5 CH.**

Après avoir vomi le chat s'endort :

- **Antimonium tartaricum 5 CH.**

Les vomissements soulagent :

- **Nux vomica 5 CH**.

Prescription des remèdes en fonction des matières rejetées

Là encore, on choisit la 5 CH et on donne trois granules toutes les deux heures jusqu'à amélioration.

Vomissements très abondants :

- **Bismuthum 5 CH,**
- **Ricinus 5 CH.**

Vomissements des aliments venant d'être ingérés :

- **Antimonium crudum 5 CH,**
- **Nux vomica 5 CH.**

Vomissements très liquides et mousseux :

- **Chionanthus 5 CH,**
- **Natrum phosphoricum 5 CH.**

Vomissements jaunâtres :

- **Chionanthus 5 CH,**
- **Iris versicolor 5 CH,**

Vomissements brunâtres :

. **Carbolicum acidum 5 CH.**

Vomissements glaireux :

- **Kali muriaticum 5 CH,**
- **Ricinus 5 CH.**

Les vomissements fréquents et douloureux font penser à une gastrite ou une gastro-entérite

On soupçonne un excès alimentaire:

- **Antimonium crudum 5 CH.**

On soupçonne une maladie virale ou microbienne :

- **Arsenicum album 5 CH.**

Le malade vomit l'eau qu'il absorbe :

- **Arsenicum album 9 CH,**
- **Serum d'anguille 5 CH**

Les vomissements sont teintés de sang :

- **Phosphorus 9 CH**. On donnera toujours trois granules plusieurs fois par jour jusqu'à amélioration.

Le malade est un hépatique

Les vomissements sont bilieux :

- **Phosphorus 5 CH,**
- **Carduus 5 CH.**

YEUX (problèmes d')

Le soleil éclate sa joie, le matin, contre la haie de thuyas, traînant son chariot de rires, de parfums, d'amour.

Ce soleil est pareil aux yeux de Plock, noir et jade. Noir et jaune d'or sont les yeux de Plick dont l'éclat plongé jusqu'au fond de mon cœur, de mes pensées les plus intimes, tout à la fois me juge et me devine, regard qui me soutient tout le jour, que je retrouve le soir, et je m'abandonne à son infinie compréhension. Sauguet, Cocteau, Colette, Baudelaire, Brassens... c'est ce regard-là qui a inspiré votre plume, vous a élevés au-dessus de notre monde désordonné et sans âme... et quand vous êtes partis, c'est bien ce regard-là qui vous a accompagnés.

Mais les yeux du chat sont fragiles. Les ronces ou les plantes coupantes, les microbes, les lampes halogènes, les produits d'entretien, les virus, les griffes d'un copain... peuvent les blesser. Un chat aveugle très vite retrouve ses habitudes, mais on souffre de savoir qu'il ne pourra plus guetter les pigeons ou courir après sa boule de papier froissé.

Les remèdes homéopathiques soulagent les douleurs, participent à la réparation des plaies et retardent les lésions de dégénérescence.

S'il y a traumatisme :

- **Arnica 9 CH**, trois granules matin et soir jusqu'à la guérison et compresses d'Arnica TM, quelques gouttes dans un peu d'eau bouillie tiède.

S'il y a plaie:

- **Arnica 5 CH**, même prescription.

S'il y a plaie avec hémorragie :

- **Hamamelis 5 CH**, même prescription et
- **Hypericum TM**, quelques gouttes dans un peu d'eau bouillie tiède, en compresses.

En cas de conjonctivite

Les yeux sont rouges, les paupières gonflées. Le malade se frotte avec les pattes ou sur les tapis.
Attention aux maladies virales ou microbiennes qui commencent souvent par les yeux. Si en vingt-quatre heures les médicaments homéopathiques n'ont apporté aucun soulagement, il faudra consulter un vétérinaire.

Pour soulager l'inflammation :

- **Belladonna 5 CH,**
- **Euphrasia 5 CH,** trois granules de chaque en alternance toutes les heures, sans oublier les compresses **d'Euphrasia TM**, quelques gouttes dans un peu d'eau bouillie tiède.

S'il y a œdème :

- **Apis 7 CH ou 9 CH**, trois granules trois. ou quatre fois par jour.

S'il y a du pus :

- **Hepar sulfur 5 CH,**
- **Mercurius solubilis 5 CH,** trois granules de chaque en alternance toutes les deux heures.

En cas de larmoiement

C'est souvent ainsi que commencent coryza et chlamydiose, mais c'est aussi parfois le signe secondaire d'un abcès dentaire, d'un corps étranger, d'une déficience des glandes lacrymales, d'un parasitisme intestinal, d'une allergie.

- **Euphrasia 5. CH**, trois granules toutes les deux heures jusqu'à amélioration.

Si l'œil est très rouge et que le malade éternue, on ajoutera :

- **Allium cepa 5 CH,** même prescription.

En cas d'ulcère de la cornée

On donnera le plus vite possible :

- **Arnica 9 CH,**
- **Calendula 5 CH,** trois granules de chaque en alternance toutes les deux heures.

S'il y a douleur, on ajoutera :

- **Hypericum 9 CH**, trois granules trois fois par jour.

Pour accélérer la cicatrisation:

- **Argentum nitricum 5 CH,**
- **Kali bichromicum 5 CH,** trois granules de chaque matin et soir.

Attention : seul le vétérinaire peut vous prescrire un collyre...

En cas de blépharite

Inflammation des paupières qui peut être due à une infection. microbienne ou virale, à une mycose, à une allergie.

Pour soulager les douleurs :

- **Belladonna 5 CH**, trois granules trois ou quatre fois par jour jusqu'à amélioration.

S'il y a suppuration et si les paupières sont collées:

- **Graphites 5 CH**, trois granules matin et soir.

Un glaucome ne peut être diagnostiqué et soigné que par un vétérinaire. Néanmoins, vous pourrez compléter le traitement avec :

- **Glonoinum 5 CH**, trois granules matin et soir et, s'il y a douleur :
- **Colocynthis 5 CH,** même prescription.

La chlamydiose

C'est une maladie à virus qui souvent complique le coryza. Elle se rencontre dans les communautés de chats et se traduit par une conjonctivite avec écoulement et œdème.
On donnera donc les médicaments homéopathiques correspondant à ces symptômes, mais les antibiotiques locaux sont indispensables.

LA TROUSSE DE SANTE

Pour ce qui est du contenant, on choisira une pochette de toilette avec fermeture Éclair, une boîte de carton rigide ou, mieux encore, une petite mallette de plastique qu'on peut acheter vide dans une pharmacie. Cette trousse de santé sera placée à un endroit où tous les membres de la famille pourront la trouver : les remèdes homéopathiques, qui ne sont pas dangereux, ne redoutent ni le froid, ni la chaleur, ni l'humidité. Vous n'oublierez pas de lemporter en vacances, pendant les week-ends, et plus généralement partout où guette le danger...

Elle contiendra :

- Un petit flacon de Calendula 1M (teinture mère), destiné à soigner les petites blessures. Le Calendula est une fleur, le souci des jardins, qui a macéré longtemps dans l'alcool. Ses propriétés sont cicatrisantes et désinfectantes. Je vous recommande, si votre trousse est de grande taille, de prendre un flacon de 120 ml, qui pourra servir... à toute la famille puisque, nous le savons, les mêmes remèdes s'appliquent à l'animal et à l'homme.
- Un tube de pommade au Calendula.
- Un flacon contenant de l'argile en poudre ou un tube d'argile-pommade.
- Quelques compresses.
- Un paquet de coton hydrophile.
- Une petite bande en coton dite bande Nylex.
- Une bande adhésive dite Elastoplast, qui a l'avantage de bien tenir à la peau et aux poils.
- Un produit pour stopper les petites hémorragies que vous conseillera votre vétérinaire ou votre pharmacien.
- Et les tubes contenant les remèdes homéopathiques indispensables, dont voici la liste, par ordre alphabétique.

Ceux qui figurent en caractères gras ne devraient jamais nous quitter. Il est bon d'avoir chaque produit en deux dilutions: 5 CH et 9 CH.

La dilution 5 CH, en cas d'urgence, est à donner toutes les demi-heures, voire toutes les heures.

La dilution 9 CH sera préférée si l'administration est difficile : on donnera alors cinq granules en une seule fois.

Aconit

Antimonium crudum

Apis

Argentum nitricum

Arnica

Arsenicum album

Belladonna

Bryonia

Cantharis

et

China

Colocynthis

Gelsemium

Pour
Hepar sulfur

Ignatia

Ipeca

Ledum palustre

Mercurius solubilis

Nux vomica

Opium

Phosphorus

Podophylum

Pulsatilla

Pyrogenium

Rhus tox

Silicea

Staphysagria

Sulfur

N'oubliez pas que cette trousse est destinée à parer au plus pressé, à agir vite. Elle ne dispense pas, évidemment, du recours au vétérinaire si la situation est grave. En tout état de cause, si les troubles sont importants ou persistent, vous devrez consulter l'homme de l'art.

Je n'ai pas fait figurer d'oligo-éléments ou de médicaments phytothérapiques dans l'inventaire de cette trousse, car ce ne sont pas des remèdes d'urgence. Ils agissent à plus long terme.

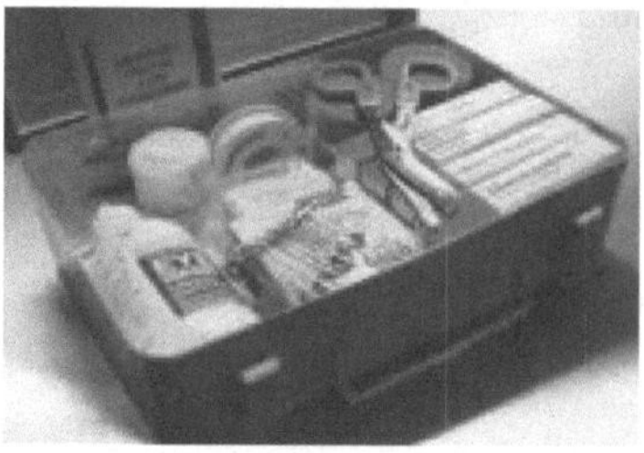

POUR CEUX QUI VEULENT EN SAVOIR PLUS

L'HOMEOPATHIE

L'homéopathie est une méthode thérapeutique – disons plus simplement un art de guérir – dont le principe remonte à plus de deux millénaires, même si le terme lui-même n'est apparu qu'au début du siècle dernier, en 1827 plus précisément.

LES PRECURSEURS

Quatre siècles avant Jésus-Christ, Hippocrate, le père fondateur de la médecine, définissait deux méthodes thérapeutiques, à ses yeux complémentaires : celle des contraires et celle des semblables.

La méthode des contraires consistait à donner au patient un remède qui combattait directement son mal en contrecarrant les réactions de son organisme malade. Le médicament guérissait le malade.

Dans la méthode des semblables, le remède était semblable au mal, mais, donné au patient sous très petites doses, il suscitait la réaction de son organisme. D'une certaine façon, le médicament aidait le malade à se guérir par lui-même. Ainsi, Hippocrate avait constaté que l'hellébore blanc, qui provoquait de fortes diarrhées, apportait au contraire une guérison, s'il était donné à petite dose.

Très tôt, ses successeurs privilégièrent la médecine des contraires, au point que jusqu'à une époque récente elle fut considérée comme seule ayant droit de cité. Il n'est pas interdit de penser que ce choix découlait du fait que prescrire un médicament contre une atteinte précise, dans une zone du corps limitée, est assez aisé, alors que la médecine des semblables, s'adressant à l'organisme dans la globalité, exige une connaissance beaucoup plus approfondie de la personnalité et du mode de vie du patient.

Au début du XVIe siècle, Paracelse, médecin et alchimiste suisse, reprit dans son enseignement un certain nombre de données de la médecine des semblables et s'intéressa plus particulièrement. au problème du dosage. Mais son approche était fortement teintée d'ésotérisme. Il manquait encore à cette science des fondements vraiment rationnels.
Ils furent établis par Hahnemann.

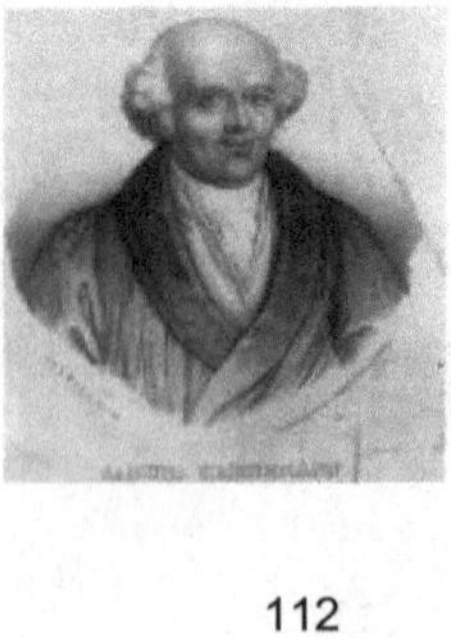

SAMUEL HAHNEMANN

En 1770, l'empereur François II d'Autriche mourut, malgré l'« acharnement thérapeutique » de ses médecins, utilisateurs forcenés de purges et de saignées. Christian Friedrich Samuel Hahnemann, un médecin allemand né en Saxe en 1755, enragea d'une telle incurie. Ayant perdu foi en son art et ne voulant pas abuser ses malades, il abandonna son état et, pour survivre, traduisit des ouvrages étrangers de chimie, de botanique et de médecine. Dans l'un d'eux, il nota que le quinquina, remède emprunté aux Incas, était utilisé contre la fièvre mais, en même temps, pouvait la provoquer.
Intrigué, il décida d'expérimenter cette drogue sur lui-même. Bientôt, il constata que le quinquina lui donnait de la fièvre quand il était bien portant, que ce symptôme disparaissait quand il cessait d'en prendre. Inversement, quand il était fiévreux, la plante le guérissait. Il en déduisit une loi, dite loi de ***similitude*** (ou loi des semblables) :

« Toute substance capable de déterminer chez l'homme sain certaines manifestations est susceptible, chez l'homme malade, de faire disparaître des manifestations analogues. »

D'une certaine façon, il reprenait et théorisait les idées avancées par Hippocrate (en l'occurrence, la fièvre guérissait la fièvre).

Si la loi de similitude est une règle sur laquelle repose la médecine homéopathique, une autre joue un rôle fondamental : celle ***d'infinitésimalité***. Hahnemann, quand il reprit l'exercice de la médecine afin de faire profiter les hommes de ses découvertes, savait par expérience que les remèdes homéopathiques, administrés à trop fortes doses, pouvaient être dangereux. Aussi s'employa-t-il à en diminuer la masse, soit par trituration (il mélangeait une substance insoluble telle qu'un métal à de la. poudre inerte, dans une proportion de 10 p. 100), soit par dilution (dans la même proportion, il mêlait la substance soluble, appelée teinture mère, dans de l'alcool). Ainsi obtint-il la première trituration décimale (1 D) et la première ***dilution centésimale*** (appelée de nos jours CH : centésimale hahnemannienne).

Puis il eut l'idée de prendre une partie de cette substance ainsi obtenue et de la triturer ou de la diluer une nouvelle fois, dans les mêmes proportions. Par exemple, il versait une goutte de cette première dilution centésimale dans un deuxième flacon contenant 99 gouttes d'alcool, l'agitait vigoureusement, et obtenait la deuxième centésimale ou 2 CH. Et ainsi de suite, jusqu'à la trentième CH. De nos jours, si la machine a remplacé la main du maître, la technique n'a guère changé : on dilue et on agite - on dit que l'on ***dynamise***.

Aidé de ses premiers disciples, Hahnemann perfectionna ses méthodes. Il tenait un journal concernant ses malades, notait tous les symptômes qu'ils présentaient et les remèdes prescrits. Constatant qu'aucun patient ne réagissait vraiment comme un autre, il écrivit :

« Il n'y a pas de maladies, il n'y a que des malades. »

Ce regard particulier de l'homéopathie, ***l'individualisation du patient***, était né.

Il entraînait la nécessité de l'interroger longuement sur son mode de vie et sa personnalité.

S'il eut des disciples, le médecin allemand suscita aussi des haines, en particulier dans le monde médical où certains ne lui pardonnaient pas ses vues, alors considérées comme trop originales.

Il mourut en 1843 à Paris, après avoir fondé dans cette ville la Société d'Homéopathie.
De nos jours, partout dans le monde, son Art a enfin acquis droit de cité.

TECHNIQUES DE L'HOMEOPATHIE

L'homéopathie utilise des substances d'origine minérale, animale ou végétale.

Les remèdes d'origine minérale sont fabriqués à partir d'éléments naturels ou résultant d'une action chimique. Ainsi Cuprum (le cuivre), Sulfur (le soufre), Kali carbonicum (le carbonate de calcium), mais aussi Calcarea carbonica (l'écaille d'huître) ou Phosphorus (le phosphore blanc).

Les remèdes d'origine animale utilisent souvent l'animal en entier - ainsi Apis (l'abeille), Formica rufa (la fourmi rouge), ou Cantharis (la cantharide). Parfois, ils font appel seulement à une partie du corps - citons Sepia, l'encre de la seiche ou Lachesis, le venin de serpent lachésis.

Les remèdes d'origine végétale sont les plus courants. On utilise parfois la plante entière, parfois les fleurs, les racines, les feuilles, les fruits ou l'écorce même. C'est à partir de la teinture mère que seront préparées les dilutions. Ainsi, Arnica (l'arnica des montagnes), Belladonna (la belladone), Bellis perennis (la pâquerette), Berberis (l'épine-vinette), Gelsemium (le jasmin jaune), etc.

Les produits homéopathiques sont fabriqués dans les laboratoires modernes selon les processus établis par Hahnemann. Les substances d'origine minérale sont réduites puis triturées sous l'action d'un sucre, le lactose, les substances végétales et animales transformées en teintures mères.

Les dilutions et dynamisations successives sont opérées par des machines selon un processus, là encore rigoureusement identique à celui que préconisait Hahnemann. Actuellement, on compte approximativement 1 200 références et le catalogue ne cesse de s'élargir.

L'HOMEOPATHIE VETERINAIRE

Très tôt, Hahnemann avait pensé à appliquer ses théories aux animaux.

« Si les lois de la médecine que je reconnais et proclame sont réelles, vraies, seules naturelles, elles devraient trouver leur application chez les animaux aussi bien que chez l'homme »

écrivait-il en 1796.

Là encore, son vœu a été exaucé, encore que l'homéopathie vétérinaire soit moins entrée dans les mœurs et ne fasse pas vraiment l'objet d'un enseignement magistral. L'homéopathie pour les animaux fait généralement appel aux mêmes remèdes que ceux utilisés pour les humains.

Elle exige, avant de poser un diagnostic, de bien connaître la personnalité du malade. En l'occurrence, le chat ne pourra répondre à l'interrogatoire nécessaire, mais son maître, lui, apportera les précisions indispensables.

Deux chats ne se ressemblent jamais. Non seulement il y a de grandes différences entre les races, mais à l'intérieur de celles-ci, voire à l'intérieur d'une même portée, chaque individu réagit de manière spécifique. Les traitements prescrits doivent donc être individualisés.

Prenons un exemple : Trois chatons se traînent lamentablement sur le carrelage, en proie à une diarrhée. Le guide en main, vous devez bien observer pour savoir bien prescrire.
Boubou a bu trop de lait et la diarrhée est jaune, pâteuse. **China** le soulagera bien vite.
Gamin a trop mangé de viande et de poisson, a léché toutes les assiettes des invités. Il est inquiet, assoiffé, sa diarrhée est liquide. Vite, **Antimonium crudum**, remède miracle des gloutons !
Enfin Sophie souffre vraiment beaucoup. Elle s'est isolée et ses selles teintées de sang sentent horriblement mauvais. Elle voudrait bien boire, mais même l'eau la fait vomir. **Arsenicum album** la soulagera-t-il à temps ?
Une même maladie, trois malades, trois remèdes...

Mais, plus finement encore, le vétérinaire va prendre en compte les diverses morphologies des animaux: c'est ce qu'on appelle les **constitutions**.

En médecine humaine, on a admis la typologie du Dr Vannier, qui distingue trois grands types morphologiques. Dans le domaine vétérinaire, nous sommes quelques-uns à avoir utilisé cette classification.

On distingue trois grands types de chats

Les carboniques : Ils sont bien proportionnés, solides, bien droits sur leurs pattes, et ainsi marchent sobrement comme conscients de l'effort qu'ils fournissent. Reconnaîtrons-nous là les persans à tête carrée, aux oreilles petites et très écartées, et les chartreux courts et massifs ?
Face à la maladie, ils se défendent bien, mais en vieillissant ils ne prennent pas toujours assez d'exercice et se trouvent ainsi prédisposés à l'ankylose et à l'obésité.
Leur gourmandise les conduit à toutes les sortes de maladies qu'on peut attribuer à une alimentation mal équilibrée : diabète, urée. Le foie souffre et élimine mal ses toxines tandis que les dermatoses s'installent.

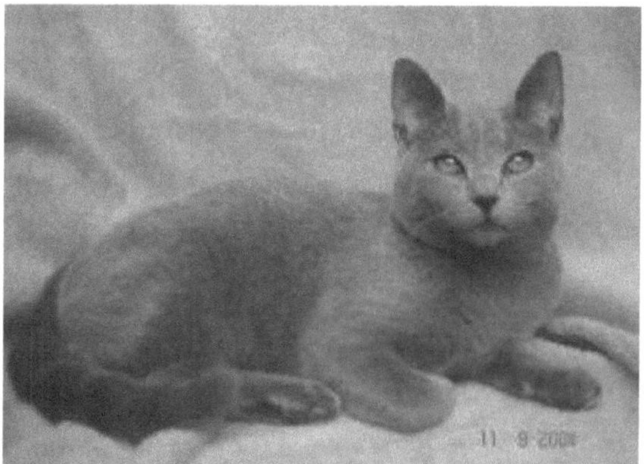

Les phosphoriques : *Ils* sont longilignes, élancés, minces, élégants, hypersensibles. Qui ne reconnaît là les siamois mais aussi les abyssins ? Ils réagissent mal à la maladie. Atteints de vomissements ou de diarrhée, ils se déshydratent. Au moindre courant d'air ils répondent par une bronchite ou un coryza qui n'en finit pas.

Ces animaux ont besoin d'espace, de lumière, d'air, mais aussi de compréhension et de présence constante. Ils ont besoin d'une alimentation enrichie en vitamines et en oligo-éléments.

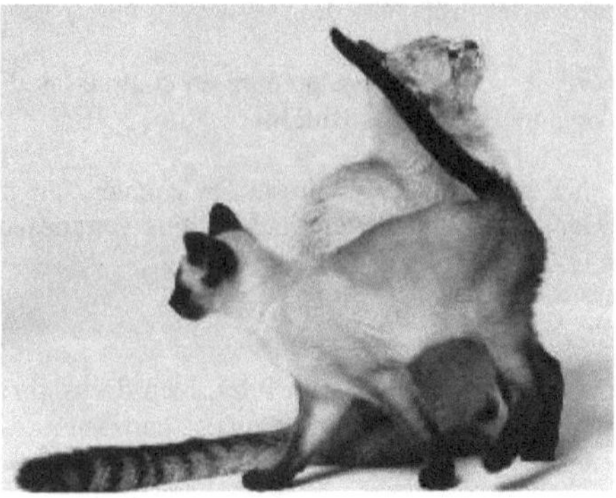

Les fluoriques : ou européens, sont de type moyen allant du bréviligne au longiligne... tout se situe bien dans la moyenne. Ils résistent bien à la maladie si on sait surveiller leur alimentation et leur activité physique... ne jamais trop nourrir car foie et reins protestent vite; ne jamais les empêcher de transformer votre appartement en stade... car sans activité physique ils deviennent obèses! Notre rôle est de les aider à rester en bonne santé en utilisant pour les petits bobos un minimum de médicaments.

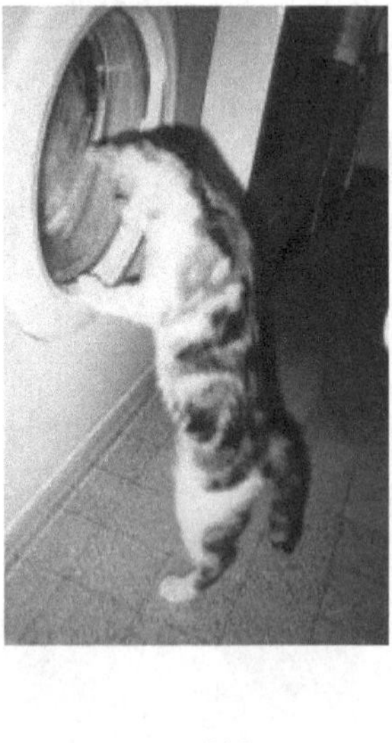

LA PHYTOTHÉRAPIE

Cette médecine par les plantes a été sans aucun doute pratiquée dès l'aube de l'humanité.

Très tôt, dans toutes les civilisations du globe, des hommes ont découvert que la nature possédait le pouvoir de guérir leurs maux.

Ainsi est née une thérapie purement empirique qui a sauvé des millions de vies humaines et animales et dont certaines recettes sont encore en cours de nos jours (comme prendre une infusion de camomille pour mieux trouver le sommeil). Hippocrate - nous en revenons toujours à lui - avait déjà dénombré et décrit plus de 200 plantes, les classant en purgatives, vomitives, cicatrisantes et diurétiques.

La pharmacopée traditionnelle a fait à son tour appel aux principes actifs de toutes ces plantes pour leur donner une forme pharmaceutique plus séduisante et plus pratique à utiliser. Souvent aussi, hélas, à cause de l'industrialisation à outrance, certains extraits présentés en gélules ont perdu bon nombre de leurs vertus en incorporant un fort pourcentage de cellulose...

En phytothérapie, au contraire, on prend bien garde de sauvegarder la totalité des pouvoirs de la plante. En particulier, les conditions de récolte sont bien définies : cueillette à une époque déterminée, à un moment précis de la journée, quelquefois culture à un emplacement spécial.

Après nettoyage et broyage de la plante, on procède à l'extraction alcoolique pour obtenir une teinture mère.

Avant d'utiliser les plantes, les adeptes de cette science doivent parfaitement connaître leurs pouvoirs, car certaines peuvent être dangereuses. Heureusement, les essais cliniques, les techniques de préparation les plus modernes ont amené une confiance plus grande des médecins et des vétérinaires, qui ne sont pas toujours des phytothérapeutes chevronnés.

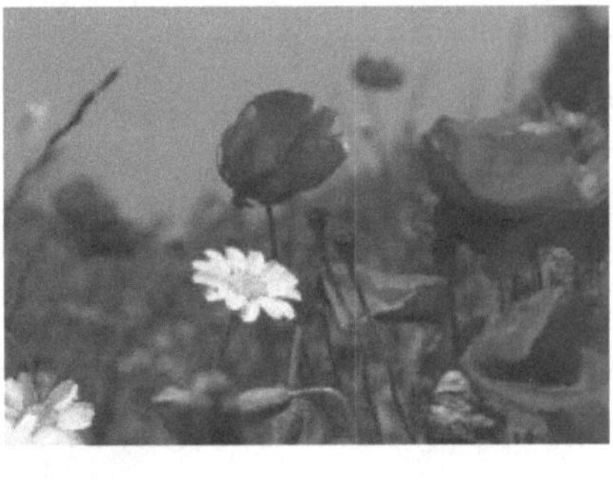

LA GEMMOTHERAPIE

Dans la phytothérapie traditionnelle, on fait appel à des recettes transmises de génération en génération.

A cette thérapeutique est venue s'adjoindre, depuis quelques années, une nouvelle discipline : la *gemmothérapie,* ou phytothérapie « rénovée », plus scientifique car faisant appel à des plantes soigneusement préparées et scientifiquement contrôlées.

La gemmothérapie utilise des teintures mères végétales homéopathiques et des macérats de bourgeons frais et de tissus végétaux jeunes, présentés en première décimale (1 D). Mais ce n'est pas pour autant de l'homéopathie, car la dilution n'est pas poussée plus loin, et on ne dynamise pas.

Les végétaux sont récoltés de préférence dans leur habitat naturel, les plantes entières à l'époque de leur floraison, les feuilles après le développement complet mais avant la floraison, les fleurs immédiatement avant l'épanouissement total et les écorces avant la montée de la sève. Fruits et semences sont récoltés à maturité.

Seuls les laboratoires homéopathiques agréés ont le droit de fabriquer ces teintures mères et ces macérats, dont le contrôle est systématique.

Ainsi sont respectées toutes les composantes des plantes. Citons les plus fréquemment utilisées (certaines sont également employées, diluées et dynamisées, en homéopathie) :

- **Tilia bourgeons 1 D** (le tilleul), antispasmodique, sédatif nerveux.
- **Digitalis purpurea TM** (la digitale), agit sur l'élimination des urines chez les cardiaques.
- **Ribes nigrum bourgeons 1 D**, stimule les défenses naturelles de l'organisme. C'est le grand médicament des allergies.
- **Plantago TM** (le plantin), pour les inflammations et les douleurs de la bouche.
- **Phytolacca TM** pour son action cicatrisante.
- **Calendula TM** (le souci des jardins), pour son action anti-infectieuse.
- **Pilosella TM** (la piloselle), est diurétique. Elle fait baisser le taux d'urée et a une action anti - infectieuse.
- **Rubia tinctoria TM** (la garance), sera associée à tous les traitements de longue durée contre les calculs urinaires. C'est aussi un bon traitement des cystites.
- **Sequoia gigantea bourgeons 1 D** (le séquoia), prescrit pour un « rajeunissement» de tous les tissus ayant subi l'outrage des ans (os, peau, cœur).
- **Sève de bouleau 1 D**, antiallergique, antidouleur, peut être utilisée sans limitation de durée, à titre préventif comme à titre curatif.

Ces produits gemmothérapiques se présentent en gouttes, dont on donne de 5 à 10 gouttes matin et soir en cures de six semaines.

La médecine vétérinaire fait appel à des tisanes, mais aussi à des comprimés ou des poudres, confectionnés à partir des plantes fraîches ayant conservé toutes leurs propriétés. On utilise aussi des teintures mères et des macérats.
Approprier le bon remède à chaque animal malade est l'affaire de l'homme de l'art, mais aussi celle des herboristes sérieux. Il faut apprendre à connaître les plantes et leurs principales indications chez l'animal. Je cite dans ce guide celles que je connais le mieux, souvent prescrites en tisanes ou en décoctions.

L'OLIGOTHÉRAPIE

Le corps humain, ainsi que la plupart des végétaux, contient des métaux à l'état de traces que l'on appelle oligo-éléments. On sait depuis la fin du XIXe siècle que, bien qu'à dose infinitésimale, ils jouent un rôle très important. Souvent, ce sont des catalyseurs, c'est-à-dire que sans modifier leur propre structure, ils permettent à certaines réactions de se produire. Ainsi, le calcium, outre son travail de bâtisseur du tissu osseux, joue un rôle prépondérant dans la coagulation sanguine.

La médecine dite « fonctionnelle » a dressé le catalogue des propriétés particulières des oligoéléments catalyseurs. Comme l'homéopathie, elle prescrit en fonction des symptômes et du terrain, donc de la globalité du malade.

Citons les oligo-éléments les plus fréquemment prescrits

- **Le cuivre**, qui préside aux manifestations de l'auto-défense, anti-infectieux et anti-inflammatoire,
-
- **le manganèse**, qui couvre les maladies allergiques et osté-articulaires,
- **l'argent**, anti-infectieux,
- **Le fluor**, qui agit sur le métabolisme du calcium,
- **Le magnésium**, pour son pouvoir sur les douleurs, la vieillesse et la décalcification,
- **L'or**, pour son action sur la circulation,
- **Le phosphore**, pour son action sur les spasmes,
- **Le soufre** qui aide le foie à mieux fonctionner, et donc contribue à la guérison des dermatoses,
- **Le lithium**, qui agit bénéfiquement sur les troubles du comportement.

L'ARGILOTHÉRAPIE

L'argile est un merveilleux remède naturel, injustement méconnu alors qu'il mériterait d'occuper une grande place en médecine vétérinaIre.

Ma découverte de l'argile remonte... à une quarantaine d'années. J'exerçais alors mon art dans le Cantal où un jour une vache en folie se déchira une mamelle sur un fil de fer barbelé. L'animal se plaignait désespérément et le cultivateur se battait les flancs... faute de vétérinaire, car la neige avait rendu les routes impraticables.

Restait le téléphone. Il me raconta donc sa fâcheuse situation. Je lui expliquai le plus précisément possible comment désinfecter la plaie et, si possible, recoudre. Dès que sa ferme serait accessible, je ne manquerais pas de monter prendre des nouvelles.

Quand le temps fut plus clément et les chemins praticables, je rendis visite au fermier, qui me montra orgueilleusement sa vache. Celle-ci semblait se porter très bien et la mamelle qui nous avait donné tant de soucis ne présentait qu'une cicatrice à peine visible.

Comme je manifestais mon étonnement, le fermier m'expliqua qu'il avait désinfecté la plaie en suivant scrupuleusement mes conseils, mais que toutes les deux heures il avait fait à sa bête des cataplasmes d'argile. Je dois dire que cette thérapie me surprit fort, fraîche émoulue de l'école vétérinaire, je connaissais par cœur la liste des désinfectants et cicatrisants... mais j'ignorais l'argile !

Par la suite, j'ai appris que les médecins des pharaons faisaient un large usage de l'ocre jaune, terre argileuse imprégnée d'oxyde de fer.

Ainsi soignaient-ils les plaies, les maladies de peau et même certaines affections internes.

L'argile était aussi à l'honneur chez les Grecs comme chez les Romains, où elle soignait les brûlures ou les empoisonnements. Ne trouve-t-on pas encore aujourd'hui, sur tous les marchés mexicains, ces petits sachets d'argile poudreuse que l'on conseille aux touristes désireux de goûter la cuisine locale sans craindre... les désordres intestinaux ?

Les bêtes, et plus particulièrement les animaux sauvages d'Afrique, ne se fiant qu'à leur instinct, mangent de la boue d'argile pour améliorer leur condition physique. Dans la forêt des Ardennes, les sangliers blessés recherchent cette boue pour soigner leurs plaies.

L'élément le plus important contenu dans l'argile est la Silice - Silicea en homéopathie -, grand remède des suppurations chroniques, des bronchites des animaux du troisième âge rhumatisants et vite fatigués. C'est pourquoi l'argile figure en bonne place dans la trousse que nous proposons.

De quelle manière agit exactement l'argile ? Nous ne le savons pas encore, mais nul doute que des hommes de science se pencheront sur ce problème et, alors, ce qui aura été longtemps considéré comme un « remède de bonne femme » aura enfin droit de cité.

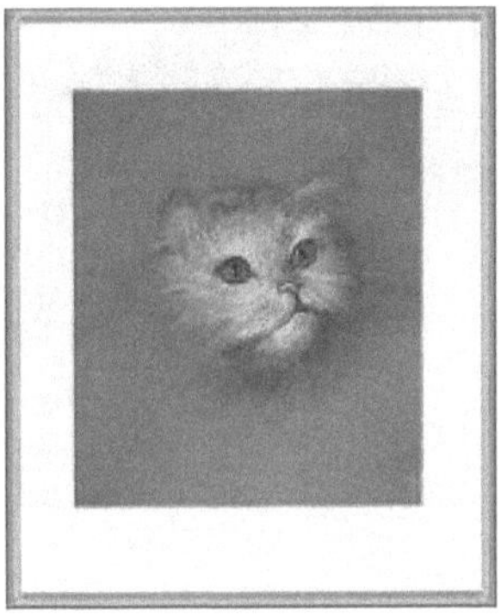

Quelques grands amis des chats

Leonor Fini
Roosevelt
Mahomet
R.M. Rilke
Schweitzer
Sauguet
Cocteau
Marx
Victor Hugo
Lincoln
Chopin
Hemingway
Brassens
Colette
Walter Scott
Pierre Loti
Baudelaire
De Gaulle
Alexandre Dumas
Ravel
Richelieu…

Pardon… car je sais que j'en oublie.

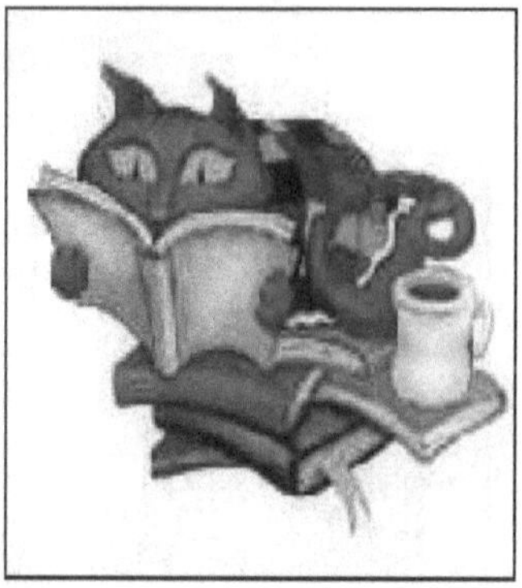

Quelques grands ennemis des chats

Neron
Goya
Bismarck
Staline
Hitler
Mussolini
Dickens
Marlène Dietrich…

Qu'importent ceux que j'oublie…

Et quand je vois passer un chat, je dis :
« il en sait long sur l'homme »

Quelques livres pour ceux qui aiment les chats

Jean-Louis HUE
Le Chat dans tous ses états, Grasset.

Doris LESSING
Les Chats en particulier, Albin Michel.

Louis NUCERA
Les Chats... Il n y a pas de quoi fouetter un homme, Scarabée et Cie
Sa majesté le chat, l'Archipel.

Histoires et légendes du chat, avec une préface de Léonor Fini, Tchou

T.S. ELIOT
Chats ! Arc en Poche, Nathan n° 147.

Robert de LAROCHE
Chat noir, miroir des songes.
Le Chat dans la tradition spirituelle, Éd. Judith Henry.

Jean PRIEUR
L'Ame des animaux, Robert Laffont.

R. ROSON et **M. CAYSSIAL**
De chats en chats.

CHRISTOPHE
Les Malices de Plick et Plock, Livre de poche.

Robert de LAROCHE et **J.M. LABAL**
Chats de Venise, Casterman.

Robert SEARLE
Les Chats, Albin Michel.

Bryon HOLME
Chats, Albin Michel.

Bernard DEVAUX
La Cuisine à quatre pattes, La Manufacture Sang de la Terre.

KARA
Le Guide astrologique de votre chat, Luneau Ascot Ed.

Moreg KERP
Bien connaître votre chat, adaptation française de S. Falcone, Grund.

Philippe de WAILLY
L'Homéopathie vétérinaire, Solar.

Dr BLOUIN et Michel GOUE
Le Livre des médecines douces, Solar.

Terri Mc GINNIS
Le Livre du chat en /orme, Tchou.

Dr. WOLF
Soignez vos chats par l'homéopathie, Peyronnet.

Dr Roger DALET
Soignez vous-même votre chien, votre chat, vos oiseaux par simple pression d'un doigt, Trévise.

Jacqueline PEKER et **Luce BONNEFOUS** *Dictionnaire des médecines douces,* Le Rocher.

Béatrice BECK
L'Enfant chat, Le livre de poche, n° 6105.

Laurence BOBIS
Les Neuf vies du chat, collection Découvertes, Gallimard, n° 105.

Claude ROY
Poésies, collection Poésie, Gallimard.

Guillaume APOLLINAIRE
Le Bestiaire.

Anny DUPEREY
Les chats mots, Le Seuil
Les chats de hasard, Le Seuil

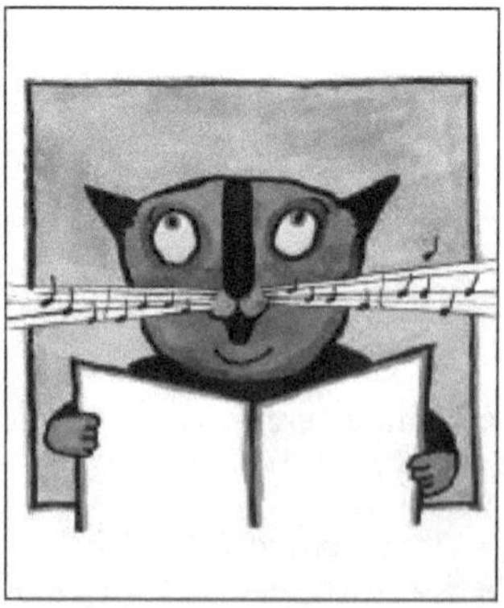

Portrait d'un chat en bonne santé

- température rectale: 38-39°
- rythme cardiaque: 110-130/ minute
- fréquence respiratoire: 20 à 30/ minute
- vue excellente avec un champ visuel très grand
- ouïe très fine même pendant le sommeil - odorat excellent
- poil souple, soyeux, brillant
- museau frais et humide
- ronronnement fréquent.
- bon appétit

Pour la chatte

- Chaleurs : 2 à 5 fois par an mais attention aux nymphomanes
- durée des chaleurs : 4 à 10 jours
- durée de gestation : 57 à 64 jours
- durée de lactation: 7 semaines
- retour des chaleurs après la mise bas : 4 à 6 semaines.

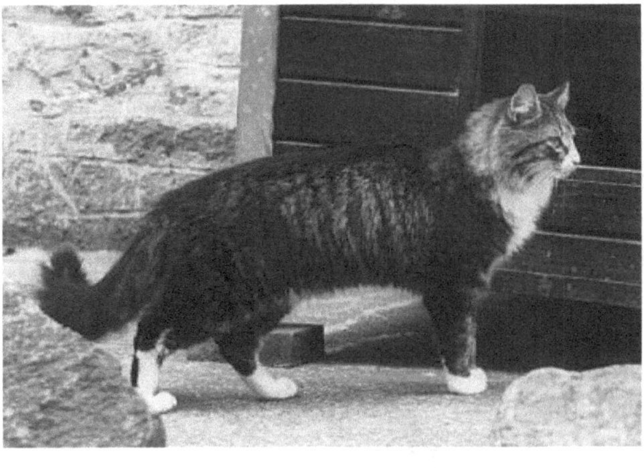

Quelques recettes pour le dimanche

Hamburger à la moelle
A 50 g de viande fraîchement hachée ajoutez un peu de moelle bouillie et un jaune d'œuf. Bien mélanger avant de servir.

Consommé aux œufs
Faire un potage épais en mélangeant quelques légumes très cuits et du blanc de poulet. Avant de servir ajoutez un jaune d'œuf.

Boîte aux petits légumes
A une demi-boîte du commerce ajoutez quelques asperges et quelques champignons cuits coupés menu.

Poisson à la chinoise
Faire poêler quelques laitances de poisson. Ajoutez un peu de riz et avant de servir quelques gouttes de sauce au soja.

Gratin pour prince
Sur un lit de petites pâtes, coupez menu une endive cuite et un peu de jambon. Recouvrez de gruyère râpé. Faites gratiner quelques minutes et laissez refroidir avant de servir.

Galettes de maïs
Mélangez un peu de maïs et du blanc de poulet coupé en très petits morceaux. Faites blondir dans un peu d'huile. Ajoutez un peu de gruyère râpé, de la levure de bière... et servez tiède

Le dessert de Plock
Mélangez une cuillère à soupe de miettes de macaron avec un quart de poire très mûre. Ajoutez une cuillère à soupe de fromage blanc et du sucre en poudre. Mélangez et servez.

Plock, le dimanche soir, attend avec impatience la crème caramel.
Plick préfère la crème Chantilly ou plus simplement la crème fraîche normande.

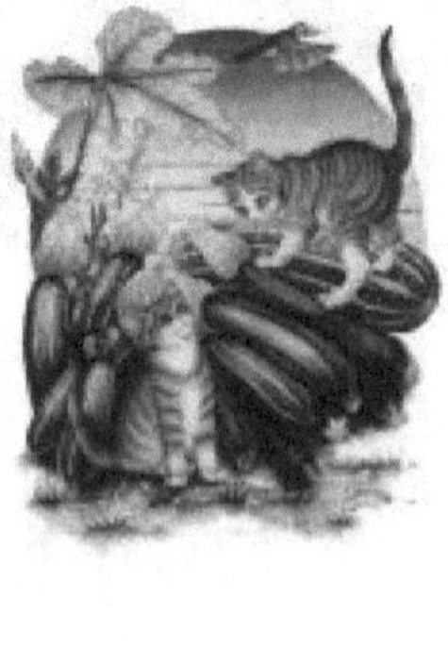

Astrologie féline

Comment connaître le signe de son chat ? Pour un chat de race, on connaît la date de naissance et le lieu.

- Pour un chaton provenant d'une famille amie, on connaît la date approximative de la naissance.
- Pour les autres, on cherche la dominante du caractère et on la rapproche du type astral susceptible de lui convenir.

L'astrologie permet de mieux comprendre l'attitude du chat dans la maison de l'homme... et elle nous met en garde contre certaines fragilités inhérentes au signe.

Chat Bélier (21 mars-20 avril)

Il est énergique, belliqueux, solide, résolu, indépendant et grand sportif... Déteste les contraintes et quand on veut lui imposer quelque chose il peut devenir agressif... car il est aussi très susceptible. Il aime les voyages et s'habitue très vite à une nouvelle maison.
Sur le plan médical, on sait qu'il présente une grande sensibilité au niveau de la tête : nez, yeux, bouche, dents. Attention au coryza chronique, aux stomatites et au tartre dentaire.

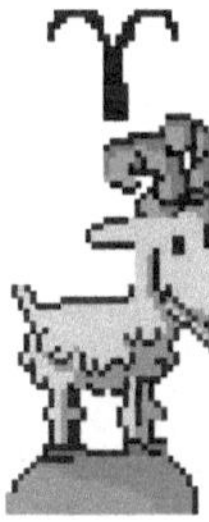

Chat Taureau (21 avril-20 mai)

Sa raison de vivre ? L'amour pour ses maîtres et sa maison. Tantôt paresseux, abandonné à ses coussins... tantôt débordant d'activité. Il aime jouer et manger, surtout ce qui est bon... mais volontiers voleur. Il a bon caractère, est fidèle, placide et accueillant. Ce n'est pas un très bon voyageur.
Solide sur ses pattes, il se montre résistant à la maladie, mais chaton il est sensible aux maladies virales. L'obésité est sa première ennemie.

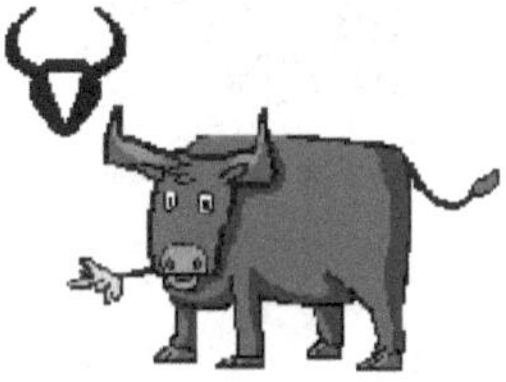

Chat Gémeaux (21 mai-21 juin)

C'est un chat « bavard », comédien, capricieux, gai, toujours en mouvement. Tout l'intéresse... mais pas très longtemps.. Il aime les changements, les voyages... mais attention car il supporte mal d'être enfermé... et il prend le large très facilement.
Sur le plan médical, on le sent fragile au niveau pulmonaire. On sait qu'un simple courant d'air provoque angine et bronchite. On connaît aussi ses crises d'asthme probablement d'origine allergique.

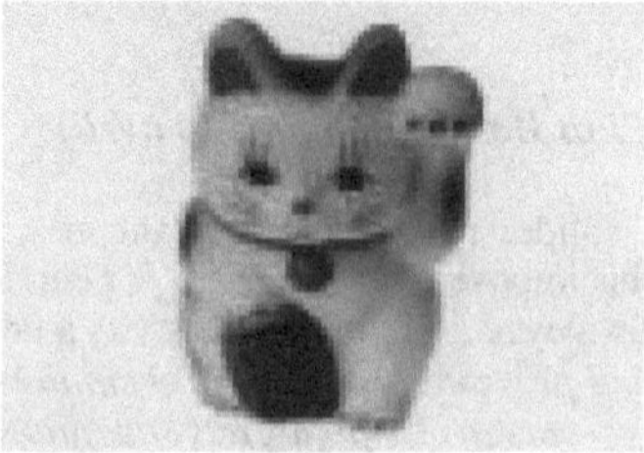

Chat Cancer (22 juin- 22 juillet)

Ce signe est dominé par la Lune, planète du rêve et du subconscient. La femelle se sépare difficilement de ses bébés et le mâle est très attaché à ses maîtres (attention aux séparations de l'été qui agissent sur le moral).
C'est un rêveur, pourtant rancunier, qui ne supporte pas la solitude, déteste les déménagements et les changements de régime. C'est aussi un maniaque, très susceptible, qui aime le public et la musique. N'aime guère les voyages.
Sur le plan médical, on note une sensibilité de l'appareil digestif, (attention aux diarrhées, gastrites, insuffisance hépatique) et de l'appareil génital, (attention aux métrites).

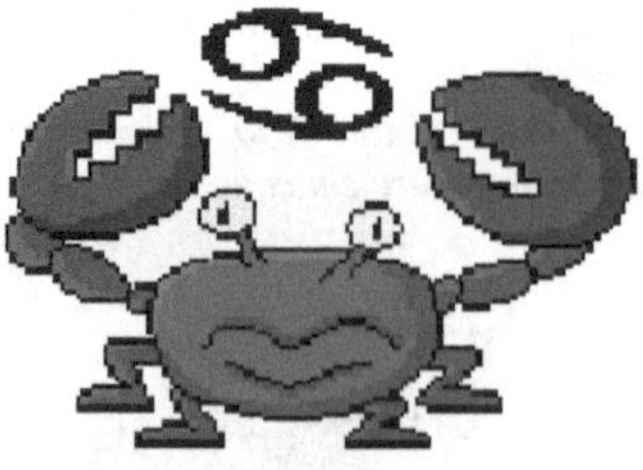

Chat Lion (23 juillet-22 août)

Le chat Lion né sous l'influence du soleil, bénéficie d'une solide constitution et est résistant à la maladie, tout comme le sont les chatons. C'est un chef, orgueilleux, audacieux, conquérant... qui aime « être admiré ».
Parfois un peu timide, un peu paresseux, mais toujours très tendre. Il n'aime pas les voyages et le fait d'être enfermé. Il supporte mal la chaleur.
Sur le plan médical, le cœur et la colonne vertébrale sont les points sensibles.

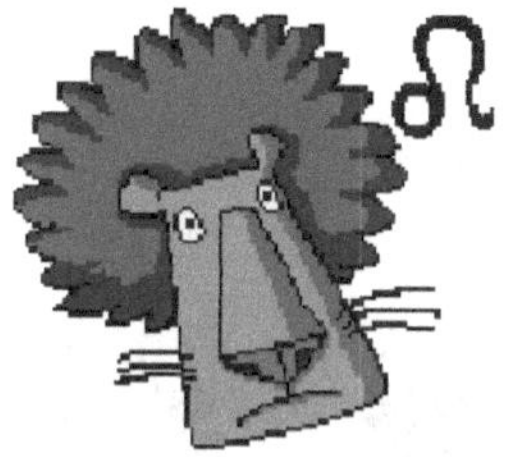

Chat Vierge (23 août-22 septembre)

Né sous le signe de Mercure, le chat Vierge est intelligent, logique, pratique. Le chaton est téméraire et audacieux. Plock, né le 11 septembre, a besoin de communiquer... tandis que Plick, née aussi le 11 septembre, a toujours raison. Tous les deux sont des obsédés de leur toilette et de la propreté de leur bac, de leurs gamelles, des horaires... et la vie avec un Cancer qui déteste le désordre est facile.
Ils sont sensibles, impressionnables, détestent le bruit. Le corps est leste, mince (sauf Plick qui prend du ventre). Ils sont fidèles. Ils ont des idées fixes, comme grimper aux murs, s'endormir sur un pull, n'accepter les caresses que la lumière éteinte. Ils n'aiment guère les voyages et redoutent sacs et voiture.
Sur le plan médical, attention aux changements de régime qui entraînent troubles intestinaux et cutanés.

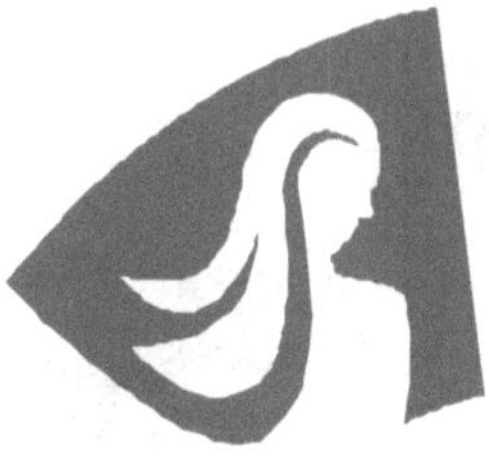

Chat Balance (22 septembre-22 octobre)

Équilibre, harmonie, beauté et grâce sont transmis au chat Balance par Vénus, la planète de l'Amour. Le chat Balance est très attaché à ses maîtres. C'est un bon mangeur, bon dormeur, qui s'adapte à tout et à tous... il a simplement besoin d'être aimé.
Toujours de bonne humeur mais boudeur, paresseux, il aime le jeu et les jours de fête quand il y a beaucoup de monde à .la maison. Il supporte mal d'être séparé de ses maîtres.
Sur le plan médical, les mâles ont un appareil uro-génital sensible : attention aux calculs urinaires, aux néphrites, aux maladies de peau et au diabète. Les femelles non castrées ont des chasses marquées par des crises de cystite. Surveiller l'eau de boisson.

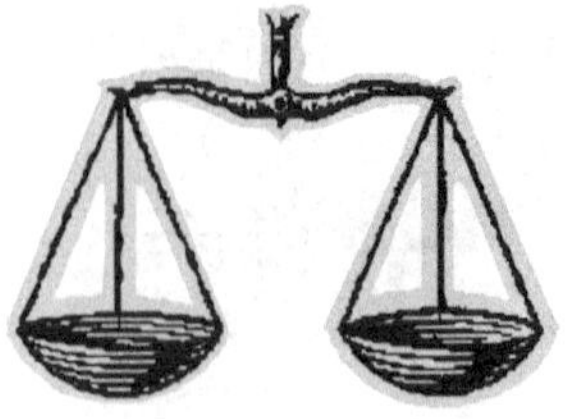

Chat Scorpion (23 octobre-21 novembre)

Dominé par Mars et Pluton, le chat Scorpion est courageux et aime se dépenser. Les chatons sont surtout destructeurs et agressifs. L'adulte est puissant, orgueilleux mais susceptible. C'est un chef.
On a beaucoup parlé de ses pouvoirs télépathiques et de la véritable communion qui existe entre lui et ses maîtres.
Possessif et jaloux... vindicatif... pourtant hypersensible. Il peut parfois par vengeance se montrer sale, destructeur, agressif... comportement parfois bizarre, surtout quand quelque chose ne va pas dans la maison. Aime voyager : Un chat qui accepte d'être promené en laisse.
Sur le plan médical, attention à la vessie et à l'appareil génital chez les femelles non castrées. L'excitation sexuelle est toujours paroxystique. Attention à l'obésité.

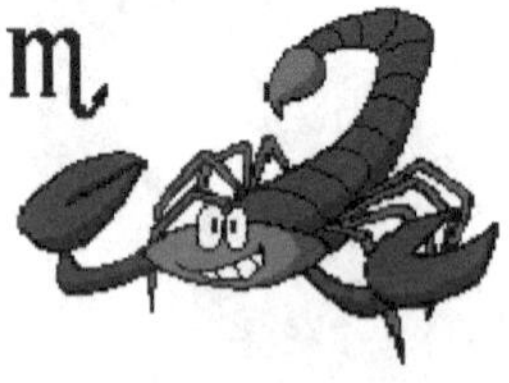

Chat Sagittaire (22 novembre-20 décembre)

Le chat Sagittaire, dominé par Jupiter, est optimiste et confiant, amoureux de tout ce que lui offre la vie. Il a besoin d'air, de mouvement. C'est un instinctif, souvent grand et très musclé. Il aime la vie de famille et s'adapte partout, toujours jovial et sympathique... attentionné et têtu, sensible aux compliments, voleur et parfois hypocrite.
Sur le plan médical, attention à la sensibilité des os, des articulations.
Le Sagittaire glouton peut devenir obèse. Arnica 9 CH est un remède qui améliore très vite les muscles fatigués par leurs efforts sportifs. A le goût des voyages... mais n'aime guère les paniers.

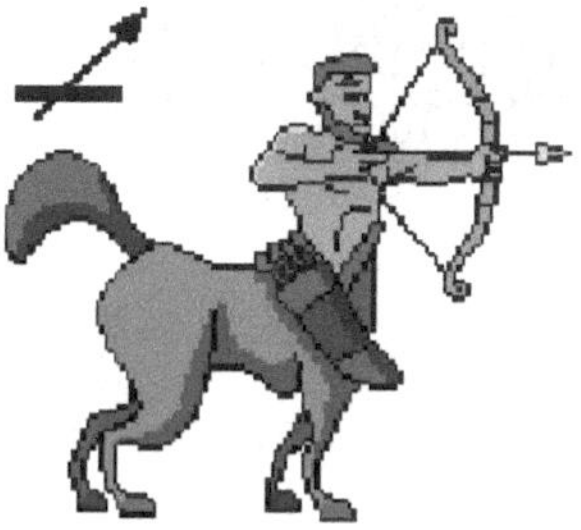

Chat Capricorne (21 décembre-19 janvier)

Certains sont possessifs, exclusifs, hypersensibles tandis que les autres sont indifférents et effacés... car Saturne domine le signe. Les chatons sont peureux. Le chat Capricorne est ingénieux, souple et résistant - mais aussi inquiet, curieux, agité. On dit que c'est lui qui vit le plus longtemps.
Sur le plan médical, sensibilité des os, des articulations (attention à la croissance), de la peau. Besoin d'une alimentation équilibrée.
Ne supporte pas les voyages.

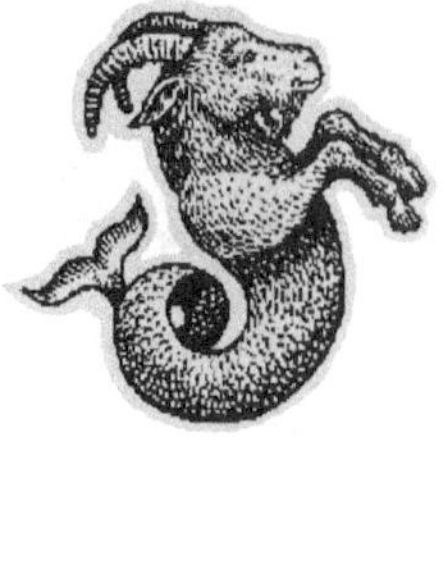

Chat Verseau (20 janvier-18 février)

Le chat Verseau est imprévisible, parfois même bizarre. Gai ou taciturne, il montre une très forte personnalité. Il aime tous les changements. Il est facile à vivre, ingénieux, curieux, habile... Le mâle est fugueur. Très agité en voyage, il a souvent besoin d'un calmant.
Sur le plan médical, on le sait fragile des os, de la bouche (gingivite, stomatite, caries, tartre).Attention à l'obésité.

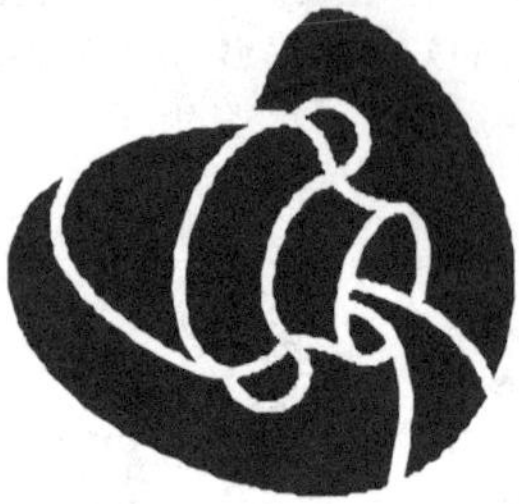

Chat Poisson (19 fivrier-20 mars)

Le chat Poisson est fantaisiste, intuitif, comédien, provocateur. Le mâle est pourtant plus casanier, plus philo sophe... mais voleur. Il a besoin d'air, d'espace, sans pour autant être sportif. Simple et sensible, il est très attaché à ses maîtres. Il aime passionnément la musique. Déteste tout changement d'habitudes, donc déteste les voyages.
Sur le plan médical, attention aux membres postérieurs, à la colonne vertébrale mais aussi au foie. Le malade est toujours sensible aux changements de temps.

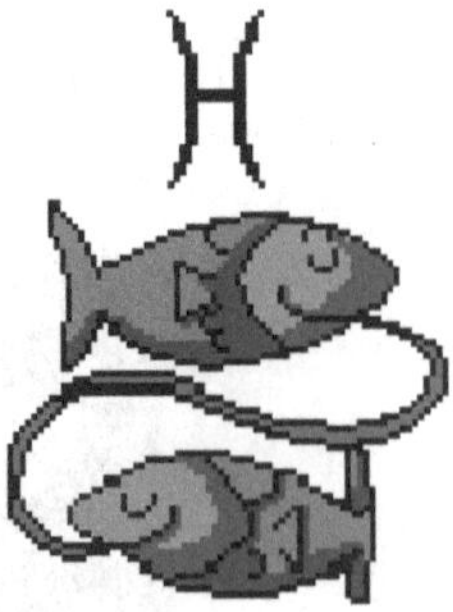

LE CHAT QUI NE RESSEMBLE A RIEN

(Robert Desnos)

Le chat qui ne ressemble à rien
Aujourd'hui ne va pas très bien.

Il va visiter le Docteur
Qui lui ausculte le cœur.

Votre cœur ne va pas bien
Il ne ressemble à rien,

Il n'a pas son pareil
De Paris à Créteil.

Il va visiter sa demoiselle
Qui lui regarde la cervelle.

Votre cervelle ne va pas bien
Elle ne ressemble à rien.

Elle n'a pas son contraire
A la surface de la terre.

Voilà pourquoi le chat qui ne ressemble à rien
Est triste aujourd'hui et ne va pas bien.

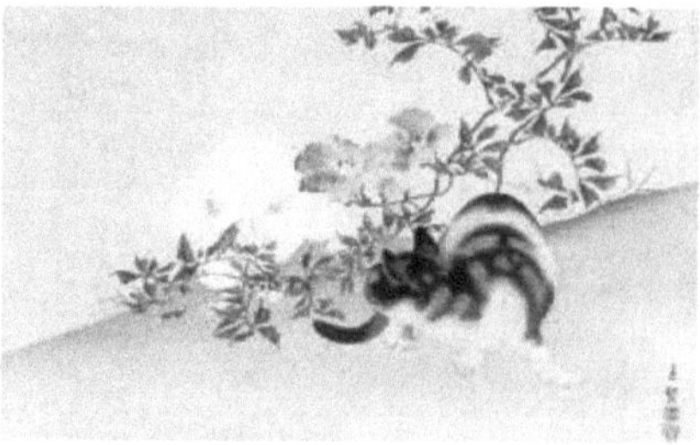

LISTE DES RUBRIQUES

Quelques adresses utiles

www.frenchmatou.com

Un site ami qui vous permet de tout connaître sur le chat.

Conseil national de la protection animale
10, place Léon-Blum - 75011 Paris Tél. : 01 ; 43.79.11.52

Société protectrice des animaux
39, boulevard Berthier - 75017 Paris Tél. : 01. 43.80.40.66

École du chat de Paris
Boîte postale 184 – 75864 Paris cedex 18 Tél. : 01.42.23.21.16

Ecole du chat de Bercy
www.bercychatslibres.com

Assistance aux animaux
24, rue Berlioz 75016 Paris. Tél. : 01. 40.67.10.04

Association internationale féline
38, avenue du Président-Wilson - 75116 Paris. Tél.: 01.45.53.71.48

Association nationale féline
24, rue de Nantes 75019 Paris. Tél. : 01.45.79.14.85

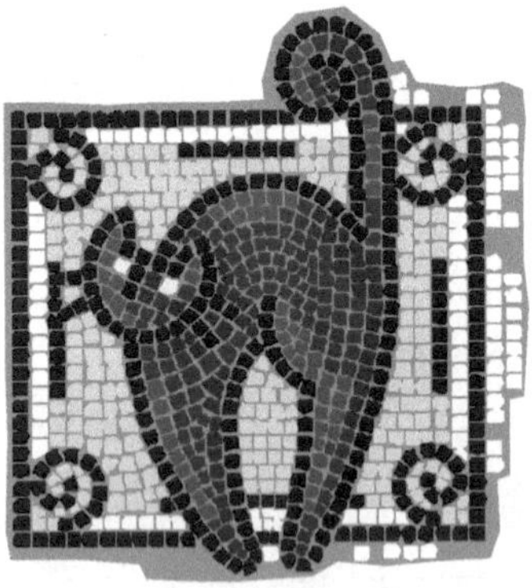

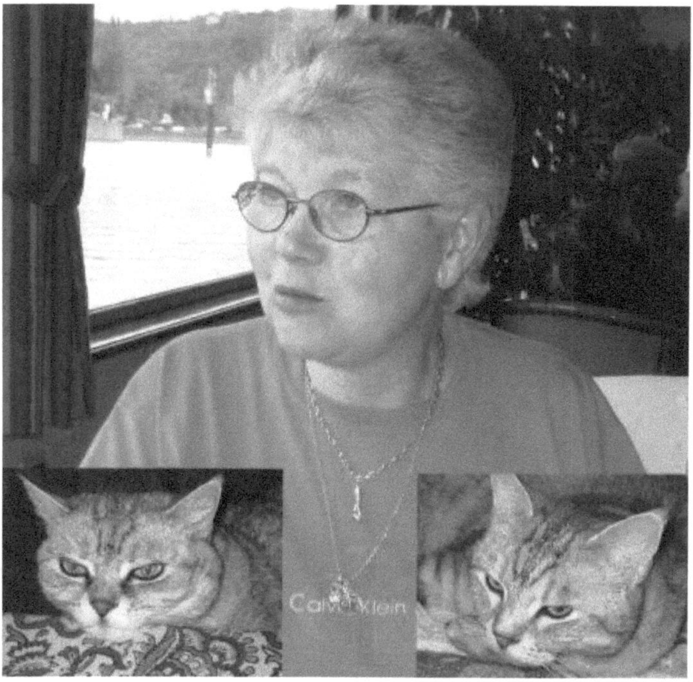

Jacqueline Peker, diplômée de l'Ecole vétérinaire de Maisons-Alfort et de la Faculté de Médecine de Paris, a soigné les animaux pendant 40 ans, en utilisant les médecines naturelles et plus spécialement l'Homéopathie.

Elle a beaucoup enseigné, en France et à l'étranger, et a publié de nombreux ouvrages. Depuis novembre 1991, elle partage sa vie avec Plick et Plock, qui l'ont aidée à la rédaction de cet ouvrage, en lui confiant tendrement tous leurs secrets de chats.

Dessin de P.Milon offert à J.Peker

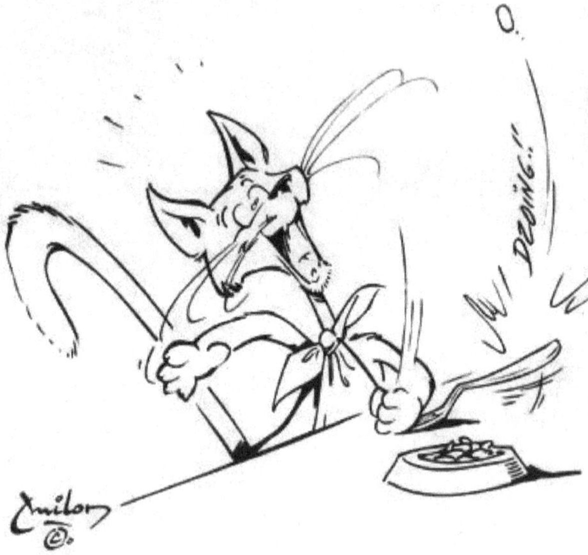

Kolibri 360 GmbH
Ferdinand-Jühlke-Straße 7
99095 Erfurt, Deutschland
produktsicherheit@kolibri360.de

Druck:
CPI Druckdienstleistungen GmbH
im Auftrag der
Kolibri 360 GmbH
Ferdinand-Jühlke-Str. 7
99095 Erfurt